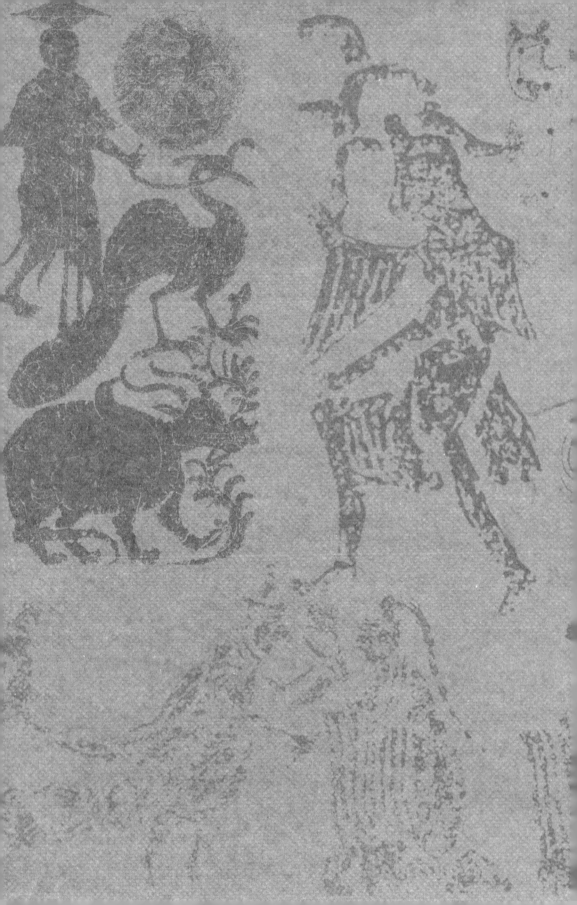

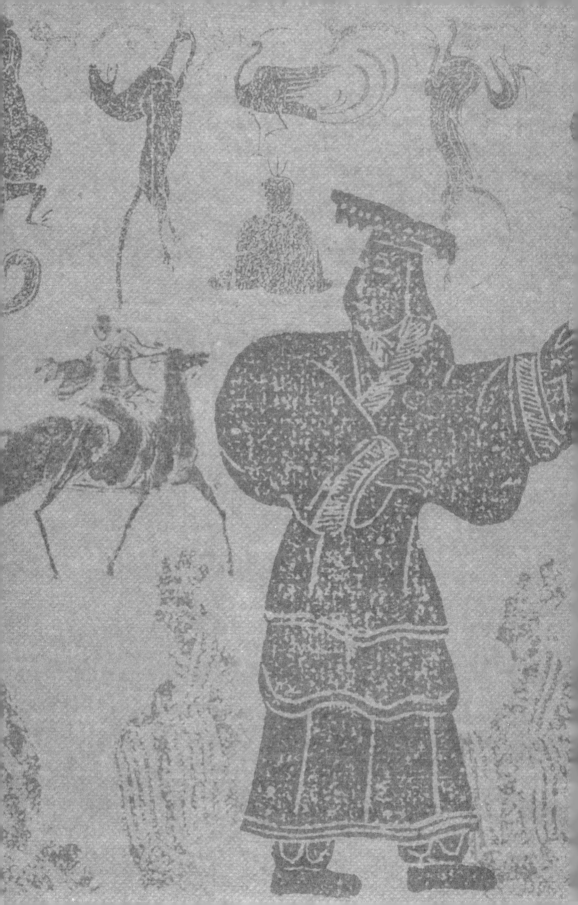

中国古医籍整理丛书

本草分经

清·姚 澜 撰

范 磊 校注

中国中医药出版社

·北 京·

图书在版编目（CIP）数据

本草分经/（清）姚澜撰；范磊校注 . —北京：中国中医药出版社，2015. 12

（中国古医籍整理丛书）

ISBN 978 - 7 - 5132 - 3062 - 9

Ⅰ.①本…　Ⅱ.①姚…　②范…　Ⅲ.①中国医药学—古籍—中国—清代　Ⅳ.①R2 - 52

中国版本图书馆 CIP 数据核字（2015）第 316486 号

中 国 中 医 药 出 版 社 出 版

北京市朝阳区北三环东路 28 号易亨大厦 16 层

邮政编码　100013

传真　010 64405750

三河鑫金马印装有限公司印刷

各地新华书店经销

*

开本 710×1000　1/16　印张 18　字数 54 千字

2015 年 12 月第 1 版　2015 年 12 月第 1 次印刷

书　号　ISBN 978 - 7 - 5132 - 3062 - 9

*

定价　55. 00 元

网址　www. cptcm. com

前 言

　　中医药古籍是传承中华优秀文化的重要载体，也是中医学传承数千年的知识宝库，凝聚着中华民族特有的精神价值、思维方法、生命理论和医疗经验，不仅对于传承中医学术具有重要的历史价值，更是现代中医药科技创新和学术进步的源头和根基。保护和利用好中医药古籍，是弘扬中国优秀传统文化、传承中医学术的必由之路，事关中医药事业发展全局。

　　1949 年以来，在政府的大力支持和推动下，开展了系统的中医药古籍整理研究。1958 年，国务院科学规划委员会古籍整理出版规划小组在北京成立，负责指导全国的古籍整理出版工作。1982 年，国务院古籍整理出版规划小组召开全国古籍整理出版规划会议，制定了《古籍整理出版规划（1982—1990）》，卫生部先后下达了两批 200 余种中医古籍整理任务，掀起了中医古籍整理研究的新高潮，对中医文化与学术的弘扬、传承和发展，发挥了极其重要的作用，产生了不可估量的深远影响。

　　2007 年《国务院办公厅关于进一步加强古籍保护工作的意见》明确提出进一步加强古籍整理、出版和研究利用，以及

"保护为主、抢救第一、合理利用、加强管理"的方针。2009年《国务院关于扶持和促进中医药事业发展的若干意见》指出，要"开展中医药古籍普查登记，建立综合信息数据库和珍贵古籍名录，加强整理、出版、研究和利用"。《中医药创新发展规划纲要（2006—2020）》强调继承与创新并重，推动中医药传承与创新发展。

2003～2010年，国家财政多次立项支持中国中医科学院开展针对性中医药古籍抢救保护工作，在中国中医科学院图书馆设立全国唯一的行业古籍保护中心，影印抢救濒危珍本、孤本中医古籍1640余种；整理发布《中国中医古籍总目》；遴选351种孤本收入《中医古籍孤本大全》影印出版；开展了海外中医古籍目录调研和孤本回归工作，收集了11个国家和2个地区137个图书馆的240余种书目，基本摸清流失海外的中医古籍现状，确定国内失传的中医药古籍共有220种，复制出版海外所藏中医药古籍133种。2010年，国家财政部、国家中医药管理局设立"中医药古籍保护与利用能力建设项目"，资助整理400余种中医药古籍，并着眼于加强中医药古籍保护和研究机构建设，培养中医古籍整理研究的后备人才，全面提高中医药古籍保护与利用能力。

在此，国家中医药管理局成立了中医药古籍保护和利用专家组和项目办公室，专家组负责项目指导、咨询、质量把关，项目办公室负责实施过程的统筹协调。专家组成员对古籍整理研究具有丰富的经验，有的专家从事古籍整理研究长达70余年，深知中医药古籍整理研究的重要性、艰巨性与复杂性，履行职责认真务实。专家组从书目确定、版本选择、点校、注释等各方面，为项目实施提供了强有力的专业指导。老一辈专家的学术水平和智慧，是项目成功的重要保证。项目承担单位山东中医药大学、南京中医药大学、上海中医药大学、福建中医药大学、浙江省中医药研究院、陕西省中医药研究院、河南省中医药研究院、辽宁中医药大学、成都中医药大学及所在省市中医药管理部门精心组织，充分发挥区域间互补协作的优势，并得到承担项目出版工作的中国中医药出版社大力配合，全面推进中医药古籍保护与利用网络体系的构建和人才队伍建设，使一批有志于中医学术传承与古籍整理工作的人才凝聚在一起，研究队伍日益壮大，研究水平不断提高。

本着"抢救、保护、发掘、利用"的理念，该项目重点选择近60年未曾出版的重要古医籍，综合考虑所选古籍的保护价值、学术价值和实用价值。400余种中医药古籍涵盖了医经、基础理论、诊法、伤寒金匮、温病、本草、方书、内科、外科、女科、儿科、伤科、眼科、咽喉口齿、针灸推拿、养生、医案医话医论、医史、临证综合等门类，跨越唐、宋、金元、明以迄清末。全部古籍均按照项目办公室组织完成的行业标准《中医古籍整理规范》及《中医药古籍整理细则》进行整理校注，绝大多数中医药古籍是第一次校注出版，一批孤本、稿本、抄本更是首次整理面世。对一些重要学术问题的研究成果，则集中收录于各书的"校注说明"或"校注后记"中。

"既出书又出人"是本项目追求的目标。近年来，中医药古籍整理工作形势严峻，老一辈逐渐退出，新一代普遍存在整理研究古籍的经验不足、专业思想不坚定等问题，使中医古籍整理面临人才流失严重、青黄不接的局面。通过本项目实施，搭建平台，完善机制，培养队伍，提升能力，经过近5年的建设，锻炼了一批优秀人才，老中青三代齐聚一堂，有效地稳定了研究队伍，为中医药古籍整理工作的开展和中医文化与学术的传承提供必备的知识和人才储备。

本项目的实施与《中国古医籍整理丛书》的出版，对于加强中医药古籍文献研究队伍建设、建立古籍研究平台，提高古籍整理水平均具有积极的推动作用，对弘扬我国优秀传统文化，推进中医药继承创新，进一步发挥中医药服务民众的养生保健与防病治病作用将产生深远影响。

第九届、第十届全国人大常委会副委员长许嘉璐先生，国家卫生计生委副主任、国家中医药管理局局长、中华中医药学会会长王国强先生，我国著名医史文献专家、中国中医科学院马继兴先生在百忙之中为丛书作序，我们深表敬意和感谢。

由于参与校注整理工作的人员较多，水平不一，诸多方面尚未臻完善，希望专家、读者不吝赐教。

国家中医药管理局中医药古籍保护与利用能力建设项目办公室

二〇一四年十二月

许 序

　　"中医"之名立，迄今不逾百年，所以冠以"中"字者，以别于"洋"与"西"也。慎思之，明辨之，斯名之出，无奈耳，或亦时人不甘泯没而特标其犹在之举也。

　　前此，祖传医术（今世方称为"学"）绵延数千载，救民无数；华夏屡遭时疫，皆仰之以度困厄。中华民族之未如印第安遭染殖民者所携疾病而族灭者，中医之功也。

　　医兴则国兴，国强则医强。百年运衰，岂但国土肢解，五千年文明亦不得全，非遭泯灭，即蒙冤扭曲。西方医学以其捷便速效，始则为传教之利器，继则以"科学"之冕畅行于中华。中医虽为内外所夹击，斥之为蒙昧，为伪医，然四亿同胞衣食不保，得获西医之益者甚寡，中医犹为人民之所赖。虽然，中国医学日益陵替，乃不可免，势使之然也。呜呼！覆巢之下安有完卵？

　　嗣后，国家新生，中医旋即得以重振，与西医并举，探寻结合之路。今也，中华诸多文化，自民俗、礼仪、工艺、戏曲、历史、文学，以至伦理、信仰，皆渐复起，中国医学之兴乃属必然。

迄今中医犹为国家医疗系统之辅，城市尤甚。何哉？盖一则西医赖声、光、电技术而于20世纪发展极速，中医则难见其进。二则国人惊羡西医之"立竿见影"，遂以为其事事胜于中医。然西医已自觉将入绝境：其若干医法正负效应相若，甚或负远逾于正；研究医理者，渐知人乃一整体，心、身非如中世纪所认定为二对立物，且人体亦非宇宙之中心，仅为其一小单位，与宇宙万象万物息息相关。认识至此，其已向中国医学之理念"靠拢"矣，虽彼未必知中国医学何如也。唯其不知中国医理何如，纯由其实践而有所悟，益以证中国之认识人体不为伪，亦不为玄虚。然国人知此趋向者，几人？

国医欲再现宋明清高峰，成国中主流医学，则一须继承，一须创新。继承则必深研原典，激清汰浊，复吸纳西医及我藏、蒙、维、回、苗、彝诸民族医术之精华；创新之道，在于今之科技，既用其器，亦参照其道，反思己之医理，审问之，笃行之，深化之，普及之，于普及中认知人体及环境古今之异，以建成当代国医理论。欲达于斯境，或需百年欤？予恐西医既已醒悟，若加力吸收中医精粹，促中医西医深度结合，形成21世纪之新医学，届时"制高点"将在何方？国人于此转折之机，能不忧虑而奋力乎？

予所谓深研之原典，非指一二习见之书、千古权威之作；就医界整体言之，所传所承自应为医籍之全部。盖后世名医所著，乃其秉诸前人所述，总结终生行医用药经验所得，自当已成今世、后世之要籍。

盛世修典，信然。盖典籍得修，方可言传言承。虽前此50余载已启医籍整理、出版之役，惜旋即中辍。阅20载再兴整理、出版之潮，世所罕见之要籍千余部陆续问世，洋洋大观。

今复有"中医药古籍保护与利用能力建设"之工程，集九省市专家，历经五载，董理出版自唐迄清医籍，都400余种，凡中医之基础医理、伤寒、温病及各科诊治、医案医话、推拿本草，俱涵盖之。

噫！璐既知此，能不胜其悦乎？汇集刻印医籍，自古有之，然孰与今世之盛且精也！自今而后，中国医家及患者，得览斯典，当于前人益敬而畏之矣。中华民族之屡经灾难而益蕃，乃至未来之永续，端赖之也，自今以往岂可不后出转精乎？典籍既蜂出矣，余则有望于来者。

谨序。

第九届、十届全国人大常委会副委员长

许嘉璐

二○一四年冬

王 序

中医学是中华民族在长期生产生活实践中，在与疾病作斗争中逐步形成并不断丰富发展的医学科学，是中国古代科学的瑰宝，为中华民族的繁衍昌盛作出了巨大贡献，对世界文明进步产生了积极影响。时至今日，中医学作为我国医学的特色和重要医药卫生资源，与西医学相互补充、相互促进、协调发展，共同担负着维护和促进人民健康的任务，已成为我国医药卫生事业的重要特征和显著优势。

中医药古籍在存世的中华古籍中占有相当重要的比重，不仅是中医学术传承数千年最为重要的知识载体，也是中医为中华民族繁衍昌盛发挥重要作用的历史见证。中医药典籍不仅承载着中医的学术经验，而且蕴含着中华民族优秀的思想文化，凝聚着中华民族的聪明智慧，是祖先留给我们的宝贵物质财富和精神财富。加强对中医药古籍的保护与利用，既是中医学发展的需要，也是传承中华文化的迫切要求，更是历史赋予我们的责任。

2010 年，国家中医药管理局启动了中医药古籍保护与利用能力建设项目。这既是传承中医药的重要工程，也是弘扬优秀民族文化的重要举措，不仅能够全面推进中医药的有效继承和创新发展，为维护人民健康做出贡献，也能够彰显中华民族的璀璨文化，为实现中华民族伟大复兴的中国梦作出贡献。

相信这项工作一定能造福当今，嘉惠后世，福泽绵长。

国家卫生与计划生育委员会副主任

国家中医药管理局局长

中华中医药学会会长

王国强

二○一四年十二月

马 序

　　新中国成立以来，党和国家高度重视中医药事业发展，重视古籍的保护、整理和研究工作。自 1958 年始，国务院先后成立了三届古籍整理出版规划小组，分别由齐燕铭、李一氓、匡亚明担任组长，主持制订了《整理和出版古籍十年规划（1962—1972）》《古籍整理出版规划（1982—1990）》《中国古籍整理出版十年规划和"八五"计划（1991—2000）》等，而第三次规划中医药古籍整理即纳入其中。1982 年 9 月，卫生部下发《1982—1990 年中医古籍整理出版规划》，1983 年 1 月，中医古籍整理出版办公室正式成立，保证了中医古籍整理出版规划的实施。2002 年 2 月，《国家古籍整理出版"十五"（2001—2005）重点规划》经新闻出版署和全国古籍整理出版规划领导小组批准，颁布实施。其后，又陆续制定了国家古籍整理出版"十一五"和"十二五"重点规划。国家财政多次立项支持中国中医科学院开展针对性中医药古籍抢救保护工作，文化部在中国中医科学院图书馆专门设立全国唯一的行业古籍保护中心，国家先后投入中医药古籍保护专项经费超过 3000 万元，影印抢救濒危珍、善、孤本中医古籍 1640 余种，开展了海外中医古籍目录调研和孤本回归工作。2010 年，国家财政部、国家中医药管理局安排国家公共卫生专项资金，设立了"中医药古籍保护与利用能力建设项目"，这是继 1982～1986 年第一批、第二批重要中医药古籍整理之后的又一次大规模古籍整理工程，重点整理新中国成立后未曾出版的重要古籍，目标是形成并普及规范的通行本、传世本。

为保证项目的顺利实施，项目组特别成立了专家组，承担咨询和技术指导，以及古籍出版之前的审定工作。专家组中的许多成员虽逾古稀之年，但老骥伏枥，孜孜不倦，不仅对项目进行宏观指导和质量把关，更重要的是通过古籍整理，以老带新，言传身教，培养一批中医药古籍整理研究的后备人才，促进了中医药古籍保护和研究机构建设，全面提升了我国中医药古籍保护与利用能力。

作为项目组顾问之一，我深感中医药古籍保护、抢救与整理工作的重要性和紧迫性，也深知传承中医药古籍整理经验任重而道远。令人欣慰的是，在项目实施过程中，我看到了老中青三代的紧密衔接，看到了大家的坚持和努力，看到了年轻一代的成长。相信中医药古籍整理工作的将来会越来越好，中医药学的发展会越来越好。

欣喜之余，以是为序。

中国中医科学院研究员

马继兴

二〇一四年十二月

校注说明

《本草分经》全书不分卷，清·姚澜撰。

一、作者生平简介

姚澜，字涴云，自号维摩和尚。生卒年不详，大约生活于清道光年间。山阴（今浙江绍兴）人，为刑名师爷及儒学教官三十余年。姚氏精于医术，治病疗效甚佳，长于本草，撰《本草分经》。

二、《本草分经》的内容

《本草分经》刊于道光二十年（1840）。全书不分卷，以经络为纲，以药为目分类药物。即以十二正经、命门、奇经、不循经络杂品、附余十六篇分述八百余味中药。各篇载药除按归经理论统领诸药外，又将药品分成补、和、攻、散、寒、热六类，对各药简述其药性、主治功效。最后为"总类便览"及"同名附考"。"总类便览"是将本书所载八百余味药再按草、木、果、菜、谷、金石、水、火土、禽、兽、鱼、鳞介、人十三类划分，各药下注以简单药性。"同名附考"是将各药物的常用名、俗称及正名相互对应，以便读者查阅。

三、版本源流及底本、校本的选择

《中国中医古籍总目》将《本草分经》与《本草分经审治》做为一书二名合而著录。其著录的版本有 14 种：①清道光二十年（1840）姚氏刻本；②清同治四年（1865）刻本；③清同治刻本；④清光绪十四年（1888）梅雨田刻本；⑤清光绪十四年（1888）刻本；⑥清光绪十四年（1888）铅印本；⑦清光绪十五年（1889）江西戊子牌天实禄阁刻本；⑧清光绪十八年壬辰（1892）刻本；⑨清光绪无锡日昇山房刻本；⑩1923 年、1925 年铅印本；⑪1925 年上海千顷堂书局石印本；⑫1925 年南汇朱氏铅印本；⑬民国成都昌福公司铅印本；⑭抄本。

经考查发现，因《本草分经》"板毁于兵，无从复购"，故而梅雨田于 1888 年"因为正其次序，复付手民公诸世，增名为《本草分经审治》"（《本草分经审治·序》）。即梅氏在原书基础上重新编次整理刊行，改书名为《本草分经审治》。

因此，《本草分经》以清道光二十年（1840）姚氏初刻本为源头，共有两个大的版本系统：一是《本草分经》版本系统，清道光二十年（1840）姚氏刻本、清同治四年（1865）刻本、清光绪十四年（1888）刻本均属此系统；二是《本草分经审治》版本系统，清光绪十四年（1888）梅雨田刻本、清光绪十四年（1888）铅印本、清光绪十五年（1889）江西戊子牌天实禄阁刻本、清光绪无锡日昇山房刻本、清光绪十八年（1892）刻本虽著录名为《本草分经》，实为《本草分经审治》。

道光二十年（1840）姚氏刻本为初刻本，且刊刻较为精良，印刷精美，内容较为完整，质量较高。故本次整理以此为底本。以最接近初刻本的清同治四年（1865）刻本（简称"同治本"）为主校本，以清光绪十四年戊子（1888）刻本（简称"光绪本"）为参校本，以清光绪十四年戊子（1888）梅雨田刻本（简称"审治本"）为他校本。

四、校注原则

1. 原书为竖排繁体，今改为横排简体，并加现代通用标点。文中凡表示文序的"右"均改为"上"。

2. 底本误、校本无误者皆出校注。凡底本无误、校本有误者，一律不出校记。底本与校本不同，两者俱通，但难以断定是非者，保存底本原貌，出校记说明。底本与校本虽然一致，但按文义疑有误、脱、衍、倒之属又缺乏依据未能遽定者，保留原文不作改动，出校存疑。

3. 底本中字形属一般笔画之误，如属日、曰混淆，己、巳不分者，予以径改，不出校记。

4. 底本中的通假字，出校说明通假关系，并征引书证注释。

5. 底本中异体字、古体字，除例言、人名、药名处保留外，其余均改为现行通行字，不出校记。如黔改为黚、桼改为漆等。

6. 为尊重作者在"凡例"中所云"是编所载药名及其字体，概从时俗。如薏苡仁作米仁、恶实作牛蒡子，又薑作姜、石膏作石羔之类。缘通儒不妨从俗，而在初学则便于查阅也"。凡书后"同名附考"中已考证过的药物异名、俗名，仍然保留原貌，而未作说明的俗名、俗写则按现代规范药名处理，不再出注。

7. 底本"序"前含有全书总目，本次整理均予删除，并重新编排目录。原书凡例、目录中均有"内景经络图"，但底本已佚，为求全书内容完整，现据清同治四年（1865）刻本并按原书总目次序补入经络图。

8. 底本框栏之上原有眉批，今移至其相应药物之下，以楷体小四号字体标注以示区别。"按"语则按原文位置以仿宋体五号字体标注。

叙

本草之作，肇自神农，厥①后代有传书，至《纲目》而大备。然卷帙浩繁，艰于记诵。于是肤浅者流率以《药性赋》为宗旨，挂一漏百，贻害无穷。迨《备要》②《从新》③诸书行于世，而后本草之功用复著。顾其体例，则仍以草、木、虫、鱼分门而比类，读者但识其性、味、主治，而于所入之经络，每多忽之。此所以有诛伐无过之讥，而难收针芥相投④之效也。

吾友山阴姚君，名澜，字涴云，申韩⑤高手也，由明经⑥需次⑦广文⑧。余筮仕⑨之江⑩，即延之宾馆，论交垂三十年。间遇微疴，君为治之，则信手拈来，药止数味，而效如桴鼓。询以岐黄，曰："吾非知医，但知某药入某经耳。"庚子之春，余摄篆⑪越郡⑫，得姚君所辑《本草分经》抄本。公余之暇，披览一过。盖以经络为纲，以药品为目，俾阅者豁然于某味为某经

---

① 厥：其他的，那个的。

② 备要：即《本草备要》，清·汪昂撰。

③ 从新：即《本草从新》，清·吴仪洛撰。

④ 针芥相投：磁石引针，琥珀拾芥。指相互投契。

⑤ 申韩：申不害和韩非的并称，后世以"申韩"代表法家。

⑥ 明经：汉朝选举官员的科目，明清时期贡生的别称。

⑦ 需次：指官吏授职后，按照资历依次补缺。

⑧ 广文："广文馆"的简称，明清为儒学教官的别称。

⑨ 筮仕：古人将出仕做官，卜问吉凶，引申指初出做官。筮，本义是用蓍草占卜，又特指《易经》占卜时所用的蓍草；仕，指做官，出仕。

⑩ 之江：即钱塘江。

⑪ 摄篆：指代理官职掌其印信。

⑫ 越郡：浙江余杭地区。

之药，不致乱投杂进，其有裨于医术不浅哉。爰急为付梓，以广其传。姚君素善病，中年须发尽脱，因自号维摩和尚，今已逾花甲而精力不衰，殆即按经服药之明效欤？

道光庚子岁①仲春②上浣③知绍兴府事桐城珊洲方秉书

---

① 道光庚子岁：即道光二十年（1840）。
② 仲春：指春季的第二个月，即农历二月。
③ 上浣：指一个月的上旬。

凡 例

　　是编所载药名及其字体，概从时俗。如薏苡仁作米仁、恶实作牛旁子，又薑作姜、石膏作石羔之类。缘通儒不妨从俗，而在初学则便于查阅也。

　　是编以经络为纲，药品为目。势不能于一经之内，汇草、木、虫、鱼之全。故于后卷另列总目，全载药品，又于每味下注明某经字样。俾阅者按经而稽，易如指掌。

　　凡一药而兼入数经者，均于总目每味之下注明。至其性味功用，则止于第一经之一味内详载。其余各经下但注见"某经"字样，以省卷帙。

　　药有不循经络者，另列杂品一门。凡总目下不注某经或通行者，皆杂品也。

　　凡一经汇一经之药，从其同也，而其功用则各不同。故又分列补、和、攻、散、寒、热六者，使之亦从其同。庶令阅者依类取用，较为便捷。

　　药品多有一物数名者，若分载各味之下则散而难稽，兹将同名诸品汇列一卷，以便查考。

　　药性有畏恶反忌，读本草者不可不知。然古方多有兼用者，若泥于其性而不知变通，转多窒滞。是当广阅古方以求其义，不必存胶柱之见也。故编内不备载畏恶反忌之文。

　　古今本草所著药性间有不同，是编参互考订不下数十种。遇有性味互异者，或咨访名流，或曾经试验始行载入，非敢意为去取。

　　入药之品物类繁多，功用之详记载极博。欲究其全则《纲目》尚有未备，求适于用则《从新》犹觉其繁。是编大约以《从新》为则，而于品味则增益，于训诂则节删之，亦取其适用而已。

编内附载内景经络诸图，以资考镜，且使病人自觉何处为患，即可知为何经之病，宜用何经之药也。

十二经次序始于手太阴肺，次手阳明大肠，次足阳明胃，次足太阴脾，次手少阴心，次手太阳小肠，次足太阳膀胱，次足少阴肾，次手厥阴心包，次手少阳三焦，次足少阳胆，终于足厥阴肝。是编不依次开列者，亦因便于翻阅故也。

目 录

通行经络

补 ……………………… 一
  人参 ……………………… 一
  高丽参 …………………… 一
  东洋参 …………………… 一
  黄精 ……………………… 二
  大枣 ……………………… 二
  面 ………………………… 二
  鹿肉 ……………………… 二
  羊肉 ……………………… 二
  鳝鱼 ……………………… 三
  淡菜 ……………………… 三
  人乳 ……………………… 三
  人气 ……………………… 三
  紫河车 …………………… 三
和 ………………………… 四
  甘草 ……………………… 四
  香附 ……………………… 四
  连翘 ……………………… 四
  合欢皮 …………………… 四
  芜荑 ……………………… 四
  海桐皮 …………………… 五

  乳香 ……………………… 五
  没药 ……………………… 五
  竹沥 ……………………… 五
  荆沥 ……………………… 五
  广皮 ……………………… 五
  枳椇子 …………………… 六
  菠菜 ……………………… 六
  荠菜 ……………………… 六
  白豆 ……………………… 六
  酒 ………………………… 六
  灵砂 ……………………… 六
  百沸汤 …………………… 七
  鹈鹕油 …………………… 七
  蜂蜜 ……………………… 七
攻 ………………………… 七
  大戟 ……………………… 七
  甘遂 ……………………… 八
  商陆 ……………………… 八
  芫花 ……………………… 八
  防己 ……………………… 八
  鹤虱 ……………………… 九
  巴豆 ……………………… 九
  苏木 ……………………… 九

枳实 …………………… 九
枳壳 …………………… 九
角刺 …………………… 九
槟榔 …………………… 九
轻粉 …………………… 一〇
蛀虫 …………………… 一〇
穿山甲 ………………… 一〇
蕲蛇 …………………… 一〇
乌梢蛇 ………………… 一〇
散 ……………………… 一一
威灵仙 ………………… 一一
防风 …………………… 一一
苍耳子 ………………… 一一
冰片 …………………… 一一
葱白 …………………… 一一
白芥子 ………………… 一一
麝香 …………………… 一二
桑蚕 …………………… 一二
寒 ……………………… 一二
牛旁子 ………………… 一二
青黛 …………………… 一二
蕹菜 …………………… 一三
茭白 …………………… 一三
白苣 …………………… 一三
莴苣 …………………… 一三
丝瓜 …………………… 一三
木耳 …………………… 一三

大麦 …………………… 一三
小粉 …………………… 一四
绿豆 …………………… 一四
元精石 ………………… 一四
人中黄 ………………… 一四
金汁 …………………… 一四
热 ……………………… 一四
蕲艾 …………………… 一四
附子 …………………… 一五
花椒 …………………… 一五
干姜 …………………… 一五
炮姜 …………………… 一五
大蒜 …………………… 一六

手太阴肺

补 ……………………… 一七
人参 …………………… 一七
高丽参 ………………… 一七
珠参 …………………… 一七
土参 …………………… 一七
洋参 …………………… 一七
北沙参 ………………… 一七
黄精 …………………… 一八
玉竹 …………………… 一八
黄芪 …………………… 一八
白芨 …………………… 一八
白芍 …………………… 一八

冬虫夏草 ·············· 一八　　延胡索 ·············· 二二

五味子 ·············· 一八　　旋复花 ·············· 二二

大枣 ·············· 一八　　砂仁 ·············· 二二

胡桃 ·············· 一九　　紫菀 ·············· 二二

落花生 ·············· 一九　　款冬花 ·············· 二二

白糖 ·············· 一九　　白蒺藜 ·············· 二二

山药 ·············· 一九　　佛耳草 ·············· 二三

米仁 ·············· 一九　　百部 ·············· 二三

粳米 ·············· 一九　　白米饭草 ·············· 二三

糯米 ·············· 一九　　罂粟壳 ·············· 二三

饴糖 ·············· 二〇　　松花 ·············· 二三

磁石 ·············· 二〇　　松子 ·············· 二三

燕窝 ·············· 二〇　　白檀香 ·············· 二三

鸭 ·············· 二〇　　乌药 ·············· 二四

白鹤血 ·············· 二〇　　诃子 ·············· 二四

阿胶 ·············· 二〇　　茯苓 ·············· 二四

猪肺 ·············· 二〇　　琥珀 ·············· 二四

羊肺 ·············· 二一　　杏仁 ·············· 二四

羊乳 ·············· 二一　　乌梅 ·············· 二四

蛤蚧 ·············· 二一　　木瓜 ·············· 二五

和 ·············· 二一　　广皮 ·············· 二五

甘草 ·············· 二一　　佛手柑 ·············· 二五

郁金 ·············· 二一　　榧子 ·············· 二五

广木香 ·············· 二一　　白果 ·············· 二六

白豆蔻 ·············· 二一　　橄榄 ·············· 二六

藿香 ·············· 二二　　百合 ·············· 二六

甘菊花 ·············· 二二　　云母 ·············· 二六

白石英	……………	二六	生姜	……………	三〇
食盐	……………	二六	白芥子	……………	三〇
露水	……………	二六	淡豆豉	……………	三一
僵蚕	……………	二七	寒	……………	三一
五倍子	……………	二七	荠苨	……………	三一
攻	……………	二七	川贝母	……………	三一
牵牛子	……………	二七	黄芩	……………	三一
葶苈	……………	二七	知母	……………	三一
南星	……………	二八	白前	……………	三一
皂角	……………	二八	麦冬	……………	三一
青皮	……………	二八	灯心	……………	三二
大腹皮	……………	二八	漏芦	……………	三二
散	……………	二八	射干	……………	三二
桔梗	……………	二八	天冬	……………	三二
防风	……………	二八	瓜蒌	……………	三二
前胡	……………	二八	山豆根	……………	三二
升麻	……………	二九	马兜铃	……………	三二
白芷	……………	二九	牛旁子	……………	三二
香薷	……………	二九	车前子	……………	三三
薄荷	……………	二九	通草	……………	三三
苏叶	……………	二九	马勃	……………	三三
鸡苏	……………	二九	石韦	……………	三三
麻黄	……………	二九	桑皮	……………	三三
水萍	……………	三〇	栀子	……………	三三
桂枝	……………	三〇	地骨皮	……………	三三
冰片	……………	三〇	木芙蓉	……………	三三
辛夷	……………	三〇	竹茹	……………	三四

枇杷叶 ……………… 三四　　龙眼肉 ……………… 三七
柿 ………………… 三四　　落花生 ……………… 三七
梨 ………………… 三四　　芡实 ……………… 三七
石羔 ……………… 三四　　白糖 ……………… 三七
滑石 ……………… 三四　　甘薯 ……………… 三八
浮石 ……………… 三四　　山药 ……………… 三八
羚羊角 ……………… 三四　　韭菜 ……………… 三八
石决明 ……………… 三五　　糯米 ……………… 三八
童便 ……………… 三五　　籼米 ……………… 三八
热 ………………… 三五　　米仁 ……………… 三八
红豆蔻 ……………… 三五　　扁豆 ……………… 三八
丁香 ……………… 三五　　饴糖 ……………… 三九
川椒 ……………… 三五　　鹭鸶 ……………… 三九

足太阴脾

　　　　　　　　　　　　　　牛肉 ……………… 三九
　　　　　　　　　　　　　　猪肚 ……………… 三九
　　　　　　　　　　　　　　狗肉 ……………… 三九
补 ………………… 三六　　和 ………………… 三九
党参 ……………… 三六　　甘草 ……………… 三九
黄芪 ……………… 三六　　苍术 ……………… 三九
黄精 ……………… 三六
天生术 ……………… 三六　　泽兰 ……………… 四〇
当归 ……………… 三六　　广木香 ……………… 四〇
白芍 ……………… 三六　　砂仁 ……………… 四〇
菟丝子 ……………… 三七　　白豆蔻 ……………… 四〇
益智仁 ……………… 三七　　藿香 ……………… 四〇
熟地 ……………… 三七　　草豆蔻 ……………… 四一
枣仁 ……………… 三七　　延胡索 ……………… 四一
大枣 ……………… 三七　　甘松 ……………… 四一

半夏 …………………… 四一
柏子仁 ………………… 四一
白檀香 ………………… 四一
厚朴 …………………… 四一
乌药 …………………… 四一
阿魏 …………………… 四一
茯苓 …………………… 四一
乌梅 …………………… 四二
广皮 …………………… 四二
佛手柑 ………………… 四二
山查 …………………… 四二
木瓜 …………………… 四二
荷叶 …………………… 四二
煨姜 …………………… 四二
麻仁 …………………… 四三
谷芽 …………………… 四三
蒸饼 …………………… 四三
建曲 …………………… 四三
甘烂水 ………………… 四三
九香虫 ………………… 四三
攻 ……………………… 四三
姜黄 …………………… 四三
草果 …………………… 四四
南星 …………………… 四四
大黄 …………………… 四四
青皮 …………………… 四四
大腹皮 ………………… 四四

麦芽 …………………… 四四
红曲 …………………… 四四
散 ……………………… 四五
升麻 …………………… 四五
前胡 …………………… 四五
防风 …………………… 四五
葛根 …………………… 四五
冰片 …………………… 四五
寒 ……………………… 四五
黄连 …………………… 四五
胡连 …………………… 四五
黄芩 …………………… 四六
白茅根 ………………… 四六
白鲜皮 ………………… 四六
茵陈 …………………… 四六
射干 …………………… 四六
木通 …………………… 四六
竹叶 …………………… 四六
甘蔗 …………………… 四六
冬瓜 …………………… 四六
蚺蛇胆 ………………… 四七
热 ……………………… 四七
肉果 …………………… 四七
红豆蔻 ………………… 四七
蕲艾 …………………… 四七
乌头 …………………… 四七
桂心 …………………… 四七

吴茱萸 …………… 四七
川椒 ……………… 四八
干姜 ……………… 四八

手阳明大肠

补 ………………… 四九
　栗 ……………… 四九
　牛乳 …………… 四九
　羊乳 …………… 四九
　猪肠 …………… 四九
　阿胶 …………… 四九
和 ………………… 四九
　砂仁 …………… 四九
　连翘 …………… 五〇
　土茯苓 ………… 五〇
　旋复花 ………… 五〇
　榆白皮 ………… 五〇
　诃子 …………… 五〇
　杏仁 …………… 五〇
　薤白 …………… 五〇
　罂粟壳 ………… 五〇
　赤石脂 ………… 五〇
　禹余粮 ………… 五一
　龙骨 …………… 五一
攻 ………………… 五一
　大黄 …………… 五一
　皂角 …………… 五一

雷丸 ……………… 五一
桃仁 ……………… 五一
元明粉 …………… 五一
芒硝 ……………… 五二
朴硝 ……………… 五二
散 ………………… 五二
升麻 ……………… 五二
秦艽 ……………… 五二
白芷 ……………… 五二
麻黄 ……………… 五二
寒 ………………… 五三
黄芩 ……………… 五三
白头翁 …………… 五三
漏芦 ……………… 五三
鲜生地 …………… 五三
木通 ……………… 五三
山豆根 …………… 五三
马兜铃 …………… 五三
蔷薇根 …………… 五三
槐实 ……………… 五三
川楝根 …………… 五四
柿 ………………… 五四
梨 ………………… 五四
热 ………………… 五四
肉果 ……………… 五四
荜茇 ……………… 五四
吴茱萸 …………… 五四

石硫黄 …………… 五四

足阳明胃

补 …………… 五五
党参 …………… 五五
黄精 …………… 五五
黄芪 …………… 五五
天生术 …………… 五五
益智仁 …………… 五五
甘薯 …………… 五五
韭菜 …………… 五五
米仁 …………… 五五
扁豆 …………… 五六
籼米 …………… 五六
燕窝 …………… 五六
野鸭 …………… 五八
牛乳 …………… 五六
羊乳 …………… 五六
猪肚 …………… 五六
和 …………… 五六
甘草 …………… 五六
苍术 …………… 五七
三七 …………… 五七
马兰 …………… 五七
砂仁 …………… 五七
白豆蔻 …………… 五七
草豆蔻 …………… 五七

半夏 …………… 五七
土茯苓 …………… 五七
萆薢 …………… 五七
菝葜 …………… 五八
石斛 …………… 五八
白米饭草 …………… 五八
松子 …………… 五八
厚朴 …………… 五八
白檀香 …………… 五八
阿魏 …………… 五八
木瓜 …………… 五八
荷叶 …………… 五九
煨姜 …………… 五九
小茴香 …………… 五九
麻仁 …………… 五九
陈米 …………… 五九
米露 …………… 五九
谷芽 …………… 五九
蒸饼 …………… 五九
建曲 …………… 五九
面神曲 …………… 六〇
禹余粮 …………… 六〇
炉甘石 …………… 六〇
甘烂水 …………… 六〇
刺皮 …………… 六〇
僵蚕 …………… 六〇
攻 …………… 六〇

大黄 ……………………… 六〇

王不留行 ……………… 六一

雷丸 ……………………… 六一

甜瓜蒂 …………………… 六一

麦芽 ……………………… 六一

红曲 ……………………… 六一

元明粉 …………………… 六一

芒硝 ……………………… 六二

朴硝 ……………………… 六二

穿山甲 …………………… 六二

散 ………………………… 六二

桔梗 ……………………… 六二

升麻 ……………………… 六二

秦艽 ……………………… 六二

防风 ……………………… 六二

白芷 ……………………… 六二

葛根 ……………………… 六二

辛夷 ……………………… 六三

生姜 ……………………… 六三

寒 ………………………… 六三

知母 ……………………… 六三

白茅根 …………………… 六三

白头翁 …………………… 六三

白鲜皮 …………………… 六四

白薇 ……………………… 六四

麦冬 ……………………… 六四

漏芦 ……………………… 六四

茵陈 ……………………… 六四

大青 ……………………… 六四

鲜生地 …………………… 六四

芦根 ……………………… 六四

花粉 ……………………… 六四

通草 ……………………… 六五

蔷薇根 …………………… 六五

栀子 ……………………… 六五

竹茹 ……………………… 六五

笋 ………………………… 六五

枇杷叶 …………………… 六五

石莲子 …………………… 六五

甘蔗 ……………………… 六五

柿 ………………………… 六五

蒲公英 …………………… 六六

大豆黄卷 ………………… 六六

石羔 ……………………… 六六

犀角 ……………………… 六六

蟾蜍 ……………………… 六六

人中黄 …………………… 六六

金汁 ……………………… 六六

热 ………………………… 六七

肉果 ……………………… 六七

荜茇 ……………………… 六七

良姜 ……………………… 六七

白附子 …………………… 六七

丁香 ……………………… 六七

炮姜 …………………… 六七
大茴香 …………………… 六七
钟乳 …………………… 六七

手少阳三焦

补 …………………… 六八
　炙甘草 …………………… 六八
　黄芪 …………………… 六八
　蛇床子 …………………… 六八
　胡桃 …………………… 六八
　扁豆 …………………… 六八
　秋石 …………………… 六八
和 …………………… 六八
　广木香 …………………… 六八
　香附 …………………… 六九
　白豆蔻 …………………… 六九
　藿香 …………………… 六九
　连翘 …………………… 六九
　草薢 …………………… 六九
　杏仁 …………………… 六九
　枇杷 …………………… 六九
　藕 …………………… 六九
　薤白 …………………… 七〇
　蒸饼 …………………… 七〇
　百药煎 …………………… 七〇
攻 …………………… 七〇
　牵牛子 …………………… 七〇

防己 …………………… 七〇
蜀黍 …………………… 七〇
青皮 …………………… 七〇
芒硝 …………………… 七〇
朴硝 …………………… 七〇
硼砂 …………………… 七一
散 …………………… 七一
　防风 …………………… 七一
寒 …………………… 七一
　地榆 …………………… 七一
　黄连 …………………… 七一
　胡连 …………………… 七一
　黄芩 …………………… 七一
　知母 …………………… 七一
　龙胆草 …………………… 七二
　青黛 …………………… 七二
　芦根 …………………… 七二
　瓜蒌 …………………… 七二
　木通 …………………… 七二
　栀子 …………………… 七二
　竹茹 …………………… 七二
　竹叶 …………………… 七二
　天精草 …………………… 七二
　石花菜 …………………… 七二
　石羔 …………………… 七三
　滑石 …………………… 七三
　浮石 …………………… 七三

足少阳胆

补 ……………………… 七四

　枣仁 ……………………… 七四

和 ……………………… 七四

　川芎 ……………………… 七四

　青蒿 ……………………… 七四

　连翘 ……………………… 七四

　半夏 ……………………… 七四

　郁李仁 ……………………… 七四

　胆矾 ……………………… 七五

攻 ……………………… 七五

　青皮 ……………………… 七五

散 ……………………… 七五

　秦艽 ……………………… 七五

　前胡 ……………………… 七五

　柴胡 ……………………… 七五

寒 ……………………… 七六

　苦参 ……………………… 七六

　黄芩 ……………………… 七六

　龙胆草 ……………………… 七六

　槐实 ……………………… 七六

　桑叶 ……………………… 七六

　猪胆汁 ……………………… 七六

手厥阴心包

补 ……………………… 七七

　丹参 ……………………… 七七

　生地 ……………………… 七七

和 ……………………… 七七

　川芎 ……………………… 七七

　郁金 ……………………… 七七

　延胡索 ……………………… 七七

　连翘 ……………………… 七七

　益母草 ……………………… 七七

　蒲黄 ……………………… 七八

攻 ……………………… 七八

　大黄 ……………………… 七八

　茜草 ……………………… 七八

　紫葳花 ……………………… 七八

寒 ……………………… 七八

　紫草 ……………………… 七八

　丹皮 ……………………… 七八

　木通 ……………………… 七九

　川楝子 ……………………… 七九

　败酱 ……………………… 七九

　代赭石 ……………………… 七九

热 ……………………… 七九

　破故纸 ……………………… 七九

足厥阴肝

补 ……………………… 八〇

　当归 ……………………… 八〇

　白芍 ……………………… 八〇

金毛狗脊 …………… 八〇　　郁金 ……………… 八四

淫羊藿 ……………… 八一　　广木香 …………… 八四

熟地 ………………… 八一　　延胡索 …………… 八四

生地 ………………… 八一　　青蒿 ……………… 八四

枸杞子 ……………… 八一　　玫瑰花 …………… 八四

续断 ………………… 八一　　牛膝 ……………… 八五

何首乌 ……………… 八一　　甘菊花 …………… 八五

菟丝子 ……………… 八一　　益母草 …………… 八五

覆盆子 ……………… 八一　　草薢 ……………… 八五

枣仁 ………………… 八二　　萆薢 ……………… 八五

杜仲 ………………… 八二　　钩藤 ……………… 八五

菟肉 ………………… 八二　　蒲黄 ……………… 八五

白糖 ………………… 八二　　白蒺藜 …………… 八五

韭子 ………………… 八二　　夏枯草 …………… 八六

冬瓜子 ……………… 八二　　木蝴蝶 …………… 八六

胡麻 ………………… 八二　　柏子仁 …………… 八六

鸡 …………………… 八三　　沉香 ……………… 八六

牛筋 ………………… 八三　　五加皮 …………… 八六

羊肝 ………………… 八三　　血竭 ……………… 八六

阿胶 ………………… 八三　　琥珀 ……………… 八六

桑螵蛸 ……………… 八三　　橘叶 ……………… 八六

鳖甲 ………………… 八三　　木瓜 ……………… 八七

吐铁 ………………… 八四　　荠菜 ……………… 八七

和 …………………… 八四　　金 ………………… 八七

三七 ………………… 八四　　银 ………………… 八七

川芎 ………………… 八四　　铁 ………………… 八七

泽兰 ………………… 八四　　铜绿 ……………… 八七

紫石英 …………… 八七　　蛀虫 …………… 九一

青盐 ……………… 八八　　蜈蚣 …………… 九一

绛矾 ……………… 八八　　蝎 ……………… 九二

五灵脂 …………… 八八　　穿山甲 ………… 九二

猪肝 ……………… 八八　散 ……………… 九二

僵蚕 ……………… 八八　　天麻 …………… 九二

乌贼骨 …………… 八八　　秦艽 …………… 九二

龙骨 ……………… 八八　　前胡 …………… 九二

龙齿 ……………… 八九　　柴胡 …………… 九二

发 ………………… 八九　　羌活 …………… 九二

攻 ………………… 八九　　防风 …………… 九三

莪术 ……………… 八九　　荆芥 …………… 九三

三棱 ……………… 八九　　薄荷 …………… 九三

姜黄 ……………… 八九　寒 ……………… 九三

红花 ……………… 八九　　苦参 …………… 九三

南星 ……………… 八九　　黄连 …………… 九三

大戟 ……………… 九〇　　胡连 …………… 九三

大黄 ……………… 九〇　　龙胆草 ………… 九三

茜草 ……………… 九〇　　紫草 …………… 九四

紫葳花 …………… 九〇　　丹皮 …………… 九四

皂角 ……………… 九〇　　青黛 …………… 九四

桃仁 ……………… 九〇　　射干 …………… 九四

青皮 ……………… 九一　　车前子 ………… 九四

雄黄 ……………… 九一　　槐实 …………… 九四

礞石 ……………… 九一　　女贞子 ………… 九四

花蕊石 …………… 九一　　芦荟 …………… 九四

夜明砂 …………… 九一　　密蒙花 ………… 九五

秦皮 ·················· 九五

蕤仁 ·················· 九五

川楝子 ·················· 九五

地骨皮 ·················· 九五

老鼠刺 ·················· 九五

竹茹 ·················· 九五

天竹黄 ·················· 九五

朱砂 ·················· 九五

代赭石 ·················· 九六

空青 ·················· 九六

犀角 ·················· 九六

牛黄 ·················· 九六

羚羊角 ·················· 九六

猪胆汁 ·················· 九六

熊胆 ·················· 九六

兔肝 ·················· 九六

蚺蛇胆 ·················· 九七

牡蛎 ·················· 九七

蛤粉 ·················· 九七

石决明 ·················· 九七

真珠 ·················· 九七

热 ·················· 九七

蕲艾 ·················· 九七

肉桂 ·················· 九七

吴茱萸 ·················· 九八

炮姜 ·················· 九八

手太阳小肠

补 ·················· 九九

生地 ·················· 九九

猪脬 ·················· 九九

和 ·················· 九九

砂仁 ·················· 九九

紫菀 ·················· 九九

榆白皮 ·················· 九九

赤茯苓 ·················· 九九

赤小豆 ·················· 九九

赤石脂 ·················· 一〇〇

鸡肫皮 ·················· 一〇〇

寒 ·················· 一〇〇

白鲜皮 ·················· 一〇〇

漏芦 ·················· 一〇〇

瞿麦 ·················· 一〇〇

灯心 ·················· 一〇〇

鲜生地 ·················· 一〇〇

木通 ·················· 一〇〇

海金沙 ·················· 一〇一

车前草 ·················· 一〇一

川楝子 ·················· 一〇一

梨 ·················· 一〇一

足太阳膀胱

补 ·················· 一〇二

紫河车 …………… 一〇二

和 …………………… 一〇二

乌药 …………… 一〇二

榆白皮 ………… 一〇二

猪苓 …………… 一〇二

茯苓 …………… 一〇二

琥珀 …………… 一〇二

鸡肫皮 ………… 一〇二

蚕茧 …………… 一〇三

攻 …………………… 一〇三

葶苈 …………… 一〇三

防己 …………… 一〇三

散 …………………… 一〇三

前胡 …………… 一〇三

羌活 …………… 一〇三

防风 …………… 一〇三

藁本 …………… 一〇三

麻黄 …………… 一〇四

桂枝 …………… 一〇四

寒 …………………… 一〇四

知母 …………… 一〇四

龙胆草 ………… 一〇四

白鲜皮 ………… 一〇四

瞿麦 …………… 一〇四

茵陈 …………… 一〇四

花粉 …………… 一〇四

木通 …………… 一〇四

泽泻 …………… 一〇五

海金沙 ………… 一〇五

车前子 ………… 一〇五

地肤子 ………… 一〇五

石韦 …………… 一〇五

黄柏 …………… 一〇五

川楝子 ………… 一〇六

滑石 …………… 一〇六

手少阴心

补 …………………… 一〇七

黄精 …………… 一〇七

玉竹 …………… 一〇七

丹参 …………… 一〇七

当归 …………… 一〇七

益智仁 ………… 一〇七

生地 …………… 一〇七

枣仁 …………… 一〇七

大枣 …………… 一〇七

龙眼肉 ………… 一〇八

莲子 …………… 一〇八

黑豆 …………… 一〇八

猪心血 ………… 一〇八

龟板 …………… 一〇八

和 …………………… 一〇八

甘草 …………… 一〇八

远志 …………… 一〇八

郁金 …………… 一〇八　　　细辛 …………… 一一二

连翘 …………… 一〇九　　　麻黄 …………… 一一二

甘菊花 ………… 一〇九　　　冰片 …………… 一一二

钩藤 …………… 一〇九　　寒 …………… 一一二

石菖蒲 ………… 一〇九　　　黄连 …………… 一一二

松花 …………… 一〇九　　　胡连 …………… 一一二

柏子仁 ………… 一〇九　　　川贝母 ………… 一一三

合欢皮 ………… 一〇九　　　黄芩 …………… 一一三

乳香 …………… 一一〇　　　白茅根 ………… 一一三

血竭 …………… 一一〇　　　丹皮 …………… 一一三

安息香 ………… 一一〇　　　麦冬 …………… 一一三

茯苓 …………… 一一〇　　　瞿麦 …………… 一一三

赤茯苓 ………… 一一〇　　　灯心 …………… 一一三

茯神 …………… 一一〇　　　大青 …………… 一一三

琥珀 …………… 一一〇　　　鲜生地 ………… 一一四

莲须 …………… 一一〇　　　射干 …………… 一一四

百合 …………… 一一一　　　山豆根 ………… 一一四

小麦 …………… 一一一　　　栀子 …………… 一一四

赤小豆 ………… 一一一　　　芦荟 …………… 一一四

金 ……………… 一一一　　　竹叶 …………… 一一四

银 ……………… 一一一　　　天竹黄 ………… 一一四

食盐 …………… 一一一　　　石莲子 ………… 一一四

龙骨 …………… 一一一　　　梨 ……………… 一一四

龙齿 …………… 一一二　　　黄丹 …………… 一一五

发 ……………… 一一二　　　朱砂 …………… 一一五

散 …………… 一一二　　　犀角 …………… 一一五

桔梗 …………… 一一二　　　牛黄 …………… 一一五

羚羊角 …………… 一一五
猪胆汁 …………… 一一五
象牙 …………… 一一五
熊胆 …………… 一一六
缫丝汤 …………… 一一六
真珠 …………… 一一六
热 …………… 一一六
桂心 …………… 一一六
炮姜 …………… 一一六

足少阴肾

补 …………… 一一七
巴戟天 …………… 一一七
金毛狗脊 …………… 一一七
肉苁蓉 …………… 一一七
冬虫夏草 …………… 一一七
熟地 …………… 一一七
生地 …………… 一一八
续断 …………… 一一八
枸杞子 …………… 一一八
沙苑蒺藜 …………… 一一八
何首乌 …………… 一一八
菟丝子 …………… 一一八
五味子 …………… 一一八
覆盆子 …………… 一一八
桑葚 …………… 一一八
黄肉 …………… 一一九

杜仲 …………… 一一九
芡实 …………… 一一九
莲子 …………… 一一九
栗 …………… 一一九
甘薯 …………… 一一九
韭菜 …………… 一一九
韭子 …………… 一一九
胡麻 …………… 一一九
黑豆 …………… 一二〇
豇豆 …………… 一二〇
刀豆 …………… 一二〇
磁石 …………… 一二〇
乌骨鸡 …………… 一二〇
鸭 …………… 一二〇
雀 …………… 一二〇
禽石燕 …………… 一二〇
鹿角 …………… 一二一
牛髓 …………… 一二一
羊乳 …………… 一二一
羊腰子 …………… 一二一
猪肉 …………… 一二一
狗肉 …………… 一二一
海狗肾 …………… 一二二
桑螵蛸 …………… 一二二
鱼鳔 …………… 一二二
海马 …………… 一二二
海参 …………… 一二二

龟板 …………… 一二二

蛤蚧 …………… 一二二

吐铁 …………… 一二二

秋石 …………… 一二三

和 …………… 一二三

远志 …………… 一二三

砂仁 …………… 一二三

牛膝 …………… 一二三

甘菊花 …………… 一二三

猴姜 …………… 一二三

柏子仁 …………… 一二三

金樱子 …………… 一二三

乌药 …………… 一二四

五加皮 …………… 一二四

石楠叶 …………… 一二四

猪苓 …………… 一二四

橘核 …………… 一二四

莲须 …………… 一二四

小茴香 …………… 一二四

罂粟壳 …………… 一二四

铅 …………… 一二四

青盐 …………… 一二五

食盐 …………… 一二五

九香虫 …………… 一二五

桑寄生 …………… 一二五

乌贼骨 …………… 一二五

龙骨 …………… 一二五

发 …………… 一二五

攻 …………… 一二五

甘遂 …………… 一二五

散 …………… 一二六

独活 …………… 一二六

羌活 …………… 一二六

细辛 …………… 一二六

寒 …………… 一二六

元参 …………… 一二六

苦参 …………… 一二六

龙胆草 …………… 一二六

知母 …………… 一二六

丹皮 …………… 一二七

萹蓄 …………… 一二七

鲜生地 …………… 一二七

天冬 …………… 一二七

旱莲草 …………… 一二七

泽泻 …………… 一二七

黄柏 …………… 一二七

女贞子 …………… 一二七

地骨皮 …………… 一二八

老鼠刺 …………… 一二八

蒲公英 …………… 一二八

败酱 …………… 一二八

猪肤 …………… 一二八

象牙 …………… 一二八

牡蛎 …………… 一二八

蛤粉 ……………… 一二八

热 …………………… 一二九

　蕲艾 ……………… 一二九

　丁香 ……………… 一二九

　没石子 …………… 一二九

　原蚕蛾 …………… 一二九

命门

补 …………………… 一三〇

　淫羊藿 …………… 一三〇

　锁阳 ……………… 一三〇

　肉苁蓉 …………… 一三〇

　益智仁 …………… 一三〇

　蛇床子 …………… 一三〇

　仙茅 ……………… 一三〇

　胡桃 ……………… 一三〇

　韭子 ……………… 一三一

　阳起石 …………… 一三一

　鹿茸 ……………… 一三一

　桑螵蛸 …………… 一三一

和 …………………… 一三一

　沉香 ……………… 一三一

攻 …………………… 一三一

　牵牛子 …………… 一三一

热 …………………… 一三一

　破故纸 …………… 一三一

　附子 ……………… 一三二

天雄 ……………… 一三二

胡卢巴 …………… 一三二

肉桂 ……………… 一三二

川椒 ……………… 一三二

大茴香 …………… 一三二

石硫黄 …………… 一三二

奇经八脉

补 …………………… 一三三

　当归 ……………… 一三三

　白芍 ……………… 一三三

　鹿角 ……………… 一三三

　牛髓 ……………… 一三三

　猪脊髓 …………… 一三三

　龟板 ……………… 一三三

和 …………………… 一三三

　川芎 ……………… 一三三

　泽兰 ……………… 一三四

　广木香 …………… 一三四

　香附 ……………… 一三四

　紫石英 …………… 一三四

攻 …………………… 一三四

　王不留行 ………… 一三四

　桃仁 ……………… 一三四

散 …………………… 一三四

　升麻 ……………… 一三四

　柴胡 ……………… 一三五

羌活 ……………… 一三五

藁本 ……………… 一三五

寒 ………………… 一三五

白薇 ……………… 一三五

热 ………………… 一三五

附子 ……………… 一三五

吴茱萸 …………… 一三五

不循经络杂品

补 ………………… 一三六

旋葍 ……………… 一三六

南烛 ……………… 一三六

榛子 ……………… 一三六

南瓜 ……………… 一三六

黍 ………………… 一三六

稷 ………………… 一二七

粱 ………………… 一三七

小米 ……………… 一三七

秫 ………………… 一三七

穄子 ……………… 一三七

高粱 ……………… 一三七

玉蜀黍 …………… 一三七

菰米 ……………… 一三七

东墙子 …………… 一三七

蓬草子 …………… 一三八

蔄草米 …………… 一三八

蒒草子 …………… 一三八

稗 ………………… 一三八

粥 ………………… 一三八

蚕豆 ……………… 一三八

雉鸡 ……………… 一三八

油鸭 ……………… 一三九

斑鸠 ……………… 一三九

牛皮胶 …………… 一三九

驴肉 ……………… 一三九

田鸡 ……………… 一三九

鲢鱼 ……………… 一三九

勒鱼 ……………… 一三九

石首鱼 …………… 一三九

鲋鱼 ……………… 一四〇

鲳鱼 ……………… 一四〇

鲫鱼 ……………… 一四〇

鳊鱼 ……………… 一四〇

鲻鱼 ……………… 一四〇

草鱼 ……………… 一四〇

青鱼 ……………… 一四〇

鲤鱼 ……………… 一四一

乌鱼 ……………… 一四一

银鱼 ……………… 一四一

泥鳅 ……………… 一四一

鳗 ………………… 一四一

虾 ………………… 一四一

海虾 ……………… 一四一

蛏 ………………… 一四一

江珧柱 …………… 一四一

西施舌 …………… 一四二

和 ………………… 一四二

三柰 ……………… 一四二

路路通 …………… 一四二

落得打 …………… 一四二

奶酣草 …………… 一四二

木棉 ……………… 一四二

银花 ……………… 一四二

管仲 ……………… 一四三

玉簪 ……………… 一四三

茵芋 ……………… 一四三

莽草 ……………… 一四三

卷柏 ……………… 一四三

豨莶草 …………… 一四三

天仙藤 …………… 一四三

土连翘 …………… 一四三

月月红 …………… 一四三

地锦 ……………… 一四四

烟 ………………… 一四四

松香 ……………… 一四四

紫檀香 …………… 一四四

降香 ……………… 一四四

枫香脂 …………… 一四四

苏合油 …………… 一四四

樟脑 ……………… 一四四

桑枝 ……………… 一四五

桑根 ……………… 一四五

楮实 ……………… 一四五

水杨 ……………… 一四五

西河柳 …………… 一四五

臭橘叶 …………… 一四五

荔枝核 …………… 一四五

石榴皮 …………… 一四五

香团 ……………… 一四六

花红 ……………… 一四六

杨梅 ……………… 一四六

萱草 ……………… 一四六

慈姑 ……………… 一四六

胡荽 ……………… 一四六

萝卜 ……………… 一四六

胡萝卜 …………… 一四七

紫菜 ……………… 一四七

蓬蒿菜 …………… 一四七

荠菜子 …………… 一四七

白菜 ……………… 一四七

油菜 ……………… 一四七

黄花菜 …………… 一四七

龙须菜 …………… 一四七

葫芦 ……………… 一四八

茄子 ……………… 一四八

香芋 ……………… 一四八

芋艿 ……………… 一四八

炊单布 …………… 一四八

香蕈 …………… 一四八

蘑菇 …………… 一四八

黄豆 …………… 一四八

豌豆 …………… 一四九

黎豆 …………… 一四九

荞麦 …………… 一四九

野麦 …………… 一四九

穬麦 …………… 一四九

米醋 …………… 一四九

自然铜 …………… 一四九

古文钱 …………… 一四九

密陀僧 …………… 一四九

白矾 …………… 一五〇

绿矾 …………… 一五〇

煤炭 …………… 一五〇

无名异 …………… 一五〇

石燕 …………… 一五〇

石蟹 …………… 一五〇

立春节雨水 …………… 一五〇

小满芒种白露三节雨水

　　…………… 一五一

梅雨水 …………… 一五一

端午午时雨水 …… 一五一

神水 …………… 一五一

寒露冬至大寒小寒四

　节雨水 …………… 一五一

腊日雨水 …………… 一五一

液雨水 …………… 一五一

霜 …………… 一五一

腊雪水 …………… 一五一

冰 …………… 一五二

潦水 …………… 一五二

半天河 …………… 一五二

东流水 …………… 一五二

逆流水 …………… 一五二

井水 …………… 一五二

醴泉 …………… 一五二

乳穴水 …………… 一五二

玉井水 …………… 一五三

温泉 …………… 一五三

阿井水 …………… 一五三

泉水 …………… 一五三

海水 …………… 一五三

地浆 …………… 一五三

生熟汤 …………… 一五三

莽水 …………… 一五三

桑柴火 …………… 一五三

栎炭火 …………… 一五四

烰炭火 …………… 一五四

芦火 …………… 一五四

竹火 …………… 一五四

灯火 …………… 一五四

灯花 …………… 一五四

黄土 …………… 一五四

本草分经

二二

东壁土 …………… 一五四

伏龙肝 …………… 一五五

釜脐墨 …………… 一五五

百草霜 …………… 一五五

梁上尘 …………… 一五五

墨 ………………… 一五五

鹅 ………………… 一五五

鸽 ………………… 一五五

白丁香 …………… 一五六

象皮 ……………… 一五六

猫胞 ……………… 一五六

猪獾 ……………… 一五六

狗獾 ……………… 一五六

獭肝 ……………… 一五六

鼹鼠矢 …………… 一五六

白蜡 ……………… 一五七

原蚕砂 …………… 一五七

壁钱 ……………… 一五七

绯帛 ……………… 一五七

鲚鱼 ……………… 一五七

鲈鱼 ……………… 一五七

鳜鱼 ……………… 一五七

鲇鱼 ……………… 一五七

黄颡鱼 …………… 一五八

河豚鱼 …………… 一五八

比目鱼 …………… 一五八

金鱼 ……………… 一五八

海蛇 ……………… 一五八

瓦楞子 …………… 一五八

人骨 ……………… 一五八

脐带 ……………… 一五八

指甲 ……………… 一五八

口津唾 …………… 一五八

月水 ……………… 一五九

裤裆 ……………… 一五九

攻 ………………… 一五九

芫花 ……………… 一五九

败蒲 ……………… 一五九

藜芦 ……………… 一五九

茼茹 ……………… 一五九

常山 ……………… 一五九

马鞭草 …………… 一六〇

使君子 …………… 一六〇

天名精 …………… 一六〇

刘寄奴 …………… 一六〇

续随子 …………… 一六〇

凤仙子 …………… 一六〇

蓖麻子 …………… 一六〇

大枫子 …………… 一六一

杉木 ……………… 一六一

柞木 ……………… 一六一

肥皂 ……………… 一六一

干漆 ……………… 一六一

八角金盘 ………… 一六一

莱菔子 …………… 一六一	寒 ………………… 一六五
银朱 ……………… 一六二	角蒿 ……………… 一六五
水银 ……………… 一六二	蚤休 ……………… 一六五
石灰 ……………… 一六二	大蓟 ……………… 一六五
砒石 ……………… 一六二	紫花地丁 ………… 一六五
礜石 ……………… 一六二	白蔹 ……………… 一六五
硇砂 ……………… 一六二	元宝草 …………… 一六五
硝石 ……………… 一六二	金星草 …………… 一六六
碱 ………………… 一六二	雀梅叶 …………… 一六六
䗪虫 ……………… 一六三	木鳖子 …………… 一六六
蝼蛄 ……………… 一六三	万年青 …………… 一六六
水蛭 ……………… 一六三	雪里青 …………… 一六六
斑蝥 ……………… 一六三	淡竹叶 …………… 一六六
蜂房 ……………… 一六三	冬葵子 …………… 一六六
鼠妇 ……………… 一六三	鸡冠花 …………… 一六六
蛴螬 ……………… 一六二	山慈姑 …………… 一八七
蜣螂 ……………… 一六三	景天 ……………… 一六七
蛇蜕 ……………… 一六四	海苔 ……………… 一六七
牙齿 ……………… 一六四	海藻 ……………… 一六七
散 ………………… 一六四	海带 ……………… 一六七
开金锁 …………… 一六四	昆布 ……………… 一六七
谷精草 …………… 一六四	侧柏叶 …………… 一六七
木贼草 …………… 一六四	山茶花 …………… 一六七
青葙子 …………… 一六四	胡桐泪 …………… 一六七
决明子 …………… 一六四	棕榈 ……………… 一六八
蔓荆子 …………… 一六四	梓白皮 …………… 一六八
蝉蜕 ……………… 一六五	甘李根皮 ………… 一六八

木槿 …………………… 一六八
紫参 …………………… 一六八
樗根皮 ………………… 一六八
椿皮 …………………… 一六八
乌桕皮 ………………… 一六八
西瓜 …………………… 一六八
菱 ……………………… 一六九
茶 ……………………… 一六九
孩儿茶 ………………… 一六九
荸荠 …………………… 一六九
水芹 …………………… 一六九
旱芹 …………………… 一六九
苋菜 …………………… 一六九
马齿苋 ………………… 一六九
菜瓜 …………………… 一七〇
黄瓜 …………………… 一七〇
王瓜 …………………… 一七〇
鱼腥草 ………………… 一七〇
蔓菁子 ………………… 一七〇
蕨 ……………………… 一七〇
海粉 …………………… 一七〇
酱 ……………………… 一七〇
凝水石 ………………… 一七一
鹊 ……………………… 一七一
马肉 …………………… 一七一
兔屎 …………………… 一七一
五谷虫 ………………… 一七一

蜗牛 …………………… 一七一
白颈蚯蚓 ……………… 一七一
蚌粉 …………………… 一七一
蚬粉 …………………… 一七二
蛔壳 …………………… 一七二
田螺 …………………… 一七二
螺蛳 …………………… 一七二
海蛳 …………………… 一七二
蟹 ……………………… 一七二
人中白 ………………… 一七二
热 ……………………… 一七二
草乌头 ………………… 一七二
胡椒 …………………… 一七三
毕澄茄 ………………… 一七三
虎骨 …………………… 一七三

内景经络图

内景图 ………………… 一七四
手太阴肺经 …………… 一七五
足太阴脾经 …………… 一七六
手阳明大肠经 ………… 一七七
足阳明胃经 …………… 一七八
手少阳三焦经 ………… 一七九
足少阳胆经 …………… 一八〇
手厥阴心包经 ………… 一八一
足厥阴肝经 …………… 一八二
手太阳小肠经 ………… 一八三

足太阳膀胱经 ……… 一八四

手少阴心经 ……… 一八五

足少阴肾经 ……… 一八六

奇经任脉 ………… 一八七

奇经督脉 ………… 一八八

附余

………………… 一八九

总类便览

草类 ……………… 一九一

木类 ……………… 一九四

果类 ……………… 一九五

菜类 ……………… 一九六

谷类 ……………… 一九七

金石类 …………… 一九八

水类 ……………… 一九九

火土类 …………… 一九九

禽类 ……………… 一九九

兽类 ……………… 二〇〇

鱼类 ……………… 二〇一

鳞介类 …………… 二〇一

人类 ……………… 二〇二

同名附考

草类 ……………… 二〇三

木类 ……………… 二一〇

果类 ……………… 二一三

菜类 ……………… 二一五

谷类 ……………… 二一七

金石类 …………… 二二〇

水类 ……………… 二二二

土类 ……………… 二二三

禽类 ……………… 二二三

兽类 ……………… 二二四

虫类 ……………… 二二五

鱼类 ……………… 二二七

鳞介类 …………… 二二八

人类 ……………… 二二九

通行经络

补

人 参

甘，温，微苦。大补肺中元气。其性主气，凡脏腑之有气者皆能补之。生阴血，亦泻虚火。凡服参不投者服山楂可解，一补气一破气也。

按：老山真参近时绝少，惟行条参①，其性味与人参虽同而力极薄。出关东，不论大小，但须全、糙白皮为上，半糙者次之。若皮色微黄，虽糙难辨红熟者多伪，不可用。

修条力甚薄，而其性横行手臂，指臂无力者服之有效。参须与修条相同，其力尤薄。参芦，能涌吐痰涎，虚者用之以代瓜蒂，然亦能补气，未见其尽吐也。

高丽参

气味略似人参，而性较温。初服似有力，数日后便不觉矣。野者不可得，种者愈大愈佳。

东洋参

野者皮白，状类西洋参，而色香味无异人参，性则微凉。近皆种者，形似人参而性温，闻种时皆用硫黄故也。

---

① 条参：又名雪条参、红条参，是菊科植物伞状绢毛菊的根。味苦、甘，性温，功用补益气血。主身体虚弱、头晕、四肢无力等。

若以之代党参，较为轻清，非可代人参也。

黄　精

甘，平。补气血而润安五脏，益脾胃，润心肺，填精髓，助筋骨，除风湿。

大　枣

甘，温。补中益气，滋脾土，润心肺，调营卫，通九窍，助十二经，和百药。脾病患宜食之。加入补剂与姜并行，能发脾胃升腾之气。风疾痰疾俱非所宜。

红枣，功用相仿而力稍逊。南枣，不入药。生枣，甘、辛，多食生寒热。

面

甘，温。补虚养气，助五脏，厚肠胃。

北产陈麦良，新麦热。南产壅气，助湿热。

鹿　肉

甘，温。补中，强五脏，通脉，益气力。

羊　肉

甘，热，属火。补虚劳，益气力，开胃，壮阳道。能发痼疾及疮。

羊胲①，结成羊腹中者，治反胃。羊角，明目杀虫。生羊血，治血晕，解一切毒。

【眉批】人参补气，羊肉补形。

---

① 羊胲（gǎi 改）：又名羊哀，百草丹。是羊胃中的草结。

鳝 鱼

甘，大温。补五脏，去风湿，能走经络。

淡 菜

甘、咸，温。补五脏，益阳事。治虚劳消气。

人 乳

甘，咸，纯阴无定性。润五脏，补血液，清烦热，理
噎膈，利肠。

有孕之乳为忌乳，最有毒。

人 气

治下元虚冷。日令童男女，以时隔衣进气脐中，甚
良。或身体骨节痹痛，令人更互呵熨，久久经络通透。

紫河车

甘、咸，温。大补气血，而补阴之功尤为极重。治一
切虚劳损极，大有奇效，且根气所钟必达元海。病由膀胱
虚者用之尤宜。

清水洗至净白，用铅①壶隔汤煮极烂，连汁入药。或
煮略熟文火焙②干用。

有胎毒者伤人，须以银器试之。

---

① 铅：光绪本、审治本同，同治本作"银"。
② 焙：光绪本、审治本同，同治本作"略焙"。

和

甘　草

味，甘，通行十二经。解百药毒。生用，气平，补脾胃、泻心火而生肺金；炙用，气温，补三焦元气而散表寒。入和剂则补益，入汗剂则解肌，入凉剂则泻热，入峻剂则缓急，入润剂则养血。能协和诸药，使之不争。

头，涌吐①，消上部肿毒。梢达茎中。

香　附

辛香，微苦、微甘。通行十二经八脉气分，调一切气，能引血药至气分而生血，解六郁，利三焦，消积调经。乃治标之品，损气耗血。

连　翘

见心和。

合欢皮

甘，平。和血补阴②，安五脏，和心志。盖心脾调和则五脏自安矣。

芜　荑

辛、苦，温。散满渗湿，化食杀虫，祛五脏、皮肤、肢节风湿，能疗鳖瘕、虫痛。

---

① 头涌吐：光绪本、审治本同，同治本作"生肌止痛"。
② 血补阴：光绪本、审治本同，同治本作"无毒能"。

海桐皮

苦，平，入血分。祛风去湿，杀虫。能行经络达病所，治牙虫、癣疥。

乳　香

苦，温，辛香善窜，入心，通行十二经。调气活血，去风舒筋，托里护心，香彻疮孔，能使毒气外出，消肿止痛生肌。

没　药

苦，平，入十二经。散结气，通瘀血，消肿，定痛，生肌。

竹　沥

甘、苦，寒，滑。清痰降火，行经络、四肢、皮里、膜外之痰。凡痰因风热燥火者宜之，姜汁为使。虚者与参同用，使人参固其经，竹沥通其络，则甘寒气味相得益彰。

荆　沥

甘，平。开经络，除风热，化痰，行气血，为去风化痰之妙药。

用牡荆，俗名黄荆，烧取沥。

【眉批】热多用竹沥，寒多用荆沥；虚痰用竹沥，实痰用荆沥。

广　皮

见肺和。

枳椇子

甘，平。止渴，润五脏，解酒毒。

按：葛根、葛花解酒毒，而发散不如枳椇。

菠　菜

甘，温而滑。利五脏，通血脉，开胸膈，下气调中，止渴润燥。

根尤良。

荠　菜

甘，温。利五脏，益肝，和中。

根，益胃明目。同叶烧灰治痢。

白　豆

甘，平。补五脏，暖肠胃，调中，助十二经脉。肾病宜食之。

豆叶，利五脏，下气。豆腐，甘、咸，寒，清热散血，和脾胃，消胀满，下大肠浊气。

酒

大热，有毒。用为向导，可以通行一身之表，引药至极高之分。和血，行气，逐秽，暖水脏。最能乱血、动火、致湿热诸病。醇而无灰陈者良。

按：石灰能解酒酸，造酒家多用之，而有灰之酒伤人。

烧酒，散寒破结，损人尤甚。

灵　砂

甘，温。养神志，安魂魄，通血脉，调和五脏。治上盛下虚、痰涎壅盛、吐逆、冷痛，杀精鬼。小儿惊吐服之最效，为镇坠神丹也。

硫黄合水银炼成。

百沸汤

助阳气，行经络。半沸者，饮之伤元气，作胀。

鹅鹕油

咸，温，滑，透经络。治聋、痹、痛、肿诸病。不入汤丸。

蜂 蜜

甘，滑。生性凉清，热熟性温。补中，润燥，解毒，调营卫，通三焦，安五脏，通便秘。止诸痛，和百药，与甘草同功。滑肠。

同葱食害人。食蜜饱后食鲊①，令人暴亡。

黄蜡，甘、淡，微温，性涩。止痛生肌，续绝伤，止泻痢。

攻

大 戟

苦、辛，寒。专泻脏腑水湿，逐血发汗，消痈，通二便闭，泻火逐痰。

其汁青绿，亦能泻肝。阴寒善走，大损真气。

---

① 鲊（zhǎ 眨）：光绪本、审治本同，同治本作"鲜"。鲊，用盐、米粉腌制的鱼。

紫色者上，白者伤人，须去骨用。中其毒者，惟菖蒲
能解之。

甘　遂

苦，寒。泻肾经及隧道水湿，直达水气所结之处，以
攻决为用。治大腹肿满、痞积、痰迷。去水极神，损真极
速。面煨用。

【眉批】大戟，泄脏腑水湿；甘遂，行经隧水湿。

商　陆

苦，寒。沉阴下行，与大戟、甘遂同功。疗水肿、胀
满、蛊毒、恶疮。

芫　花

苦，温。疗五脏水饮、痰癖，治瘴疟。

毒性至紧，虚者忌之。醋煮用。

根，疗疥。

防　己

大辛、苦，寒，入膀胱，去火邪，能行十二经。通腠
理，利九窍，泻下焦血分湿热。疗风行水，降气下痰。性
险而健，惟湿热壅遏及脚气病。凡下焦湿热，致二阴不通
者用此治之。

有二种：汉防己治水用，木防己治风用。

【眉批】木通，甘、淡，泻气分湿热；防己，苦、寒，
泻血分湿热。

鹤 虱

苦，平。杀五脏虫，治蛔痛。

巴 豆

辛，大热，大毒。峻下，开窍宣滞，去脏腑沉寒积滞。治喉痹急症。

生用，急治，炒黑，缓治。去油名巴豆霜。大黄、黄连、凉水、黑豆、绿豆汁能解其毒。

苏 木

甘、咸，辛，平，入三阴血分。行血去瘀，因宣表里之风。

枳 实

苦、酸，微寒。破气行痰，消痞止喘，利胸膈，宽肠胃。

枳 壳

性味功用与枳实同。

惟实，则力猛而治下，其泻痰有冲墙倒壁之功。壳，则力缓而治上，能损胸中至高之气，为异耳。

角 刺

辛，温。搜风，杀虫，通窍，溃痈。其锋锐，直达病所。

槟 榔

苦、辛，温。能坠诸药下行，攻坚破胀消食，行痰下水散邪，杀虫醒酒。泻胸中至高之气至于下极。

凡气虚下陷者宜慎用。

轻　粉

辛，冷，燥，毒。劫痰涎，消积杀虫，善入经络，不可轻服。

今人用治杨梅毒疮，能劫邪从牙龈出。然毒入经络筋骨，血液耗亡多成痼疾，惟土茯苓能解其留毒。

粉霜略同。

虻　虫

苦，寒，有毒。攻血，遍行经络，色青入肝，极能堕胎。

穿山甲

咸，寒。性猛善窜，入肝胃。功专行散，能出入阴阳，贯穿经络，入营分以破结邪，直达病所。通经下乳，消肿溃痈，止痛排脓，和伤发痘。为风疟疮科要药。

蕲　蛇

甘、咸，温。性窜，内走脏腑，外彻皮肤，透骨搜风，截惊定搐。治风湿、瘫痪、疥癞。

皮、骨尤毒，宜去净。

乌梢蛇

功用与蕲蛇同。无毒而力浅，大者力更减。

散

威灵仙

辛、咸，温，属木。宣疏五脏，通行十二经，行气，祛风，破积，治风湿痰饮诸病。

性极快利，积疴不痊者服之有效。然大走真气耗血，用宜详慎。

防 风

见膀胱散。

苍耳子

甘、苦，温。发汗，散风湿，上通脑顶，下行足膝，外达皮肤。治头面诸疾，遍身瘙痒。去刺用。

采根煎熬，名万应膏，功用略同。

冰 片

辛香善走，体温用凉。先入肺传于心脾，而透骨通窍，散郁火，辟邪，消风，化湿。风病在骨髓者宜之。若在血脉、肌肉，辄用冰、麝，反引风入骨，莫之能出。

葱 白

辛，散，平。发汗解肌，通上下阳气而活血解毒。

白冷，青热。取白用，同蜜食，杀人。青叶，治水病、足肿。

白芥子

见肺散。

麝 香

辛，温，香窜。开经络通诸窍，内透骨髓，外彻皮
毛，搜风。治诸风、诸气、诸血、果积、酒积、辟邪，解
毒，杀虫。风在肌肉者误用之，反引风入骨。用当门子①
尤胜。

【眉批】麝香入脾治肉，牛黄入肝治筋，冰片入肾
治骨。

桑 蚕

甘，温，有毒。祛风而走窜经络。其性与穿山甲相
近，用以发痘，大伤元气。

桑虫矢功用略同。

寒

牛旁子

辛、苦，寒，滑。泻热散结，宣肺气，清喉理嗽，利
二便，行十二经。散诸肿、疮毒、腰膝滞气。

根，苦寒，治中风。贴反花疮②。

青 黛

咸，寒。泻肝，散五脏郁火，解中下焦蓄蕴风热。敷

---

① 当门子：麝香种类。成颗粒状者俗称"当门子"，气香强烈而特异，
质量较优。

② 反花疮：翻花疮，病名。指生疮溃后，胬肉由疮口突出，头大蒂小，
表面如花状者。

痈疮。

莙　菜①

甘、苦，凉，滑。利五脏，通心膈。捣汁，治时行壮热，止热毒痢。

茭　白

甘，冷而滑。利五脏，去烦热。

根，名菰根，冷利甚于芦根。

白　苣

苦，寒。利五脏，通经脉，开胸膈滞气，解热毒，利肠。

莴　苣

苦，冷。功同白苣。又能通乳汁，杀虫蛇毒。

子，下乳汁，通小便。

丝　瓜

甘，冷。凉血解毒，除风化痰，通经络，行血脉，消浮肿，发痘疮，滑肠，下乳。用筋。

木　耳

甘，平。利五脏，宣肠胃，治五痔、血症。

地耳，甘、寒，明目。石耳，甘、平，明目益精。

大　麦

甘、咸，微寒。补虚除热，益气调中，实五脏，化

---

① 莙（tián 甜）菜：也称"莙荙菜"。

谷食。

大麦面，平胃下气，消积，凉血。

小　粉

甘，凉。和五脏，调经络。醋熬，消痈疽、汤火伤。

绿　豆

甘，寒，行十二经。清热解毒，利水和脾。功在绿皮，去皮即壅气，煮汤加蜜或盐，冷冻饮料。

粉，扑痘疮、溃烂。

元精石

咸、寒而降。治上盛下虚，救阴助阳，有扶危拯逆之功。

人中黄

见胃寒。

金　汁

见胃寒。

热

蕲　艾

苦，辛，生温、熟热。纯阳香燥，能回垂绝之元阳，通十二经，走三阴而尤为肝脾肾之药。理气血，逐寒湿，暖子宫，止血温中，开郁调经，杀蛔。以之灸火能透诸经而除百病。

附　子

辛、甘，大热纯阳。其性浮多沉少，其用走而不守，通行十二经，无所不至。能引补气药以复失散之元阳，引补血药以滋不足之真阴，引发散药开腠理以逐在表之风寒，引温暖药达下焦以祛在里之寒湿。治督脉为病及一切沉寒痼冷之症。

生用发散，熟用峻补。误服祸不旋踵。中其毒者黄连、犀角、甘草煎汤解之，或用澄清黄土水亦可。

乌附尖，吐风痰，治癫痫，其锐气直达病所。侧子，大燥，发散四肢，充达皮毛，治手足风湿。

【眉批】寒疾宜附子，风疾宜乌头。

花　椒

辛、苦，温。散寒燥湿，温中下气。利五脏，去老血，杀虫。

干　姜

辛、热。燥脾湿，开五脏六腑，通四肢关节，宣诸络脉，逐寒发表，温经定呕，消痰去滞。炒黄用。如与五味子同服，亦能利肺气而治寒嗽。

炮　姜

辛、苦，大热。除胃冷而守中，兼补心气，祛脏腑沉寒锢冷，去恶生新，能回脉绝无阳，又引血药入肝而生血退热，引以黑附则入肾祛寒湿。

大 蒜

辛，热。通五脏达诸窍，消食辟秽，去寒滞，解暑气，杀蛇虫毒，气味重浊，多食则昏目损神。捣敷治鼻衄不止、关格不通，亦能消水利便。如切片灼艾灸痈疽良。须用独头者佳。至百补俗说，不足信也。

手太阴肺

补

人 参

见通行补。

高丽参

见通行补。

珠 参

苦，寒，微甘。补气，降肺火。肺热有火者宜之。

土 参

甘，微寒，性苦，下降。补肺气而能使清肃下行。凡有升无降之症宜之。

洋 参

苦，寒，微甘。补肺，降火。虚而有火者宜之。

北沙参

甘、苦，微寒。专补肺阴，清肺火。金受火刑者宜之。

南沙参功同，而力稍逊。

【眉批】人参，补五脏之阳；沙参，补五脏之阴。

黄 精

见通行补。

玉 竹

甘，平。补气血而润，去风湿，润心肺。

用代参、地，不寒不燥，大有殊功。

黄 芪

甘，温，升浮。补肺气，温三焦，壮脾胃，实腠理，泻阴火，解肌热。气虚难汗者可发，表疏多汗者可止。

生用泻火，炙用补中。为内托疮痈要药，但滞胃尔。

白 芨

苦、辛，平，性涩，入肺。止吐血，去瘀生新，肺损者能复生之。治跌打、汤火伤及疮痈。

白 芍

见肝补。

冬虫夏草

甘，平。补肺肾，止血化痰。治劳嗽。

五味子

性温，五味俱备，酸咸为多。敛肺补肾，益气生津，涩精明目，强阴退热，敛汗止呕，宁嗽定喘，除渴止泻。夏月宜常服之，以泻火而益金。北产者良。

大 枣

见通行补。

胡　桃

甘，热。通命门，利三焦，润肠胃，温肺补肾，润燥养血。佐破故纸大补下焦。然能动风痰助肾火。

皮，性涩，若连皮用，则敛肺、固肾、涩精。油者，有毒，能杀虫。壳外青皮，压油，乌须发。

落花生

辛、甘，香，润肺补脾，和平可贵。

白　糖

见脾补。

山　药

见脾补。

米　仁

见胃补。

粳　米

甘，平。得天地中和之气，平和五脏，补益气血，入肺清热利便。晚收者性凉，尤能清热。

北粳凉，南粳温；新粳热，陈粳凉；赤粳热，白粳凉。新米动气。

米泔，清热凉血，利小便，用第二次者。

糯　米

见脾补。

饴 糖

见脾补。

磁 石

见肾补。

燕 窝

甘,淡,平。大养肺阴,开胃气,化痰止嗽。补而能清,一切病之由于肺虚不能清肃下行者,此皆治之。

燕肉,不可食,损人神气。

鸭

甘,平,微咸,入肺肾血分。补阴除蒸,利水化虚痰。毛白嘴乌老者良。

热血,解诸毒。蛋,甘、寒、咸,除心膈热。

白鹤血

咸,平。益肺去风,补虚乏,益气力。

阿 胶

甘,平。清肺养肝,补阴滋肾,止血去瘀,除风化痰,润燥定喘,利大小肠。治一切血病、风病,大抵补血与液,为肺、大肠要药。伤暑伏热成痢者必用之,胃弱脾虚者酌用。化痰蛤粉炒,止血蒲黄炒。

猪 肺

补肺,治虚嗽。

羊 肺

通肺气，止咳嗽，亦利小便。

羊 乳

见大肠补。

蛤 蚧

咸，平。补肺润肾，益精助阳，通淋，定喘止嗽，气虚血竭者宜之。

其力在尾，毒在眼。去头足，酥炙用。

和

甘 草

见通行和。

郁 金

辛、苦、微甘，轻扬上行，入心包、心、肺。凉心热，散肝郁，破血下气。治经水逆行、气血诸痛。耗真阴。

广木香

见三焦和。

白豆蔻

辛，热，肺经本药。流行三焦，温暖脾胃，散滞气，消酒积，除寒燥湿，化食宽膨。

藿 香

见脾和。

甘菊花

见肝和。

延胡索

见肝和。

旋复花

辛、苦、咸，微温，入肺、大肠。下气行水，软坚，消痰痞，通血脉，除噫气。绢包煎。

根，治风湿。叶，治疮毒，止血。

砂 仁

见脾和。

紫 菀

辛、苦，温，性滑。润肺下气，化痰止渴，专治血痰及肺经虚热，又能通利小肠。

白者名女菀。紫入血分，白入气分。

款冬花

辛，温。润肺，消痰，理嗽，能使肺邪从肾顺流而出。治逆气咳血。主用皆辛温，开豁却不助火。

白蒺藜

见肝和。

佛耳草

微酸，大温肺气。止寒嗽，消痰。治寒热泄泻。

百 部

甘、苦，微温。能利肺气而润肺。温肺治寒嗽，杀虫
虱。伤胃，滑肠。

【眉批】天冬，治肺热；百部，治肺寒。

白米饭草

甘，平。润燥补肺，和中益胃。治吐血、咳嗽。熬
膏用。

罂粟壳

酸、涩，平。敛肺，涩肠，固肾。宜治骨病。

酸收太紧，易兜积滞。

御米，甘、寒，润燥，治反胃。鸦片，酸、涩、温，
止泻痢，涩精气。

松 花

甘，温。润心肺，益气止血，除风。善渗诸痘疮、伤
损、湿烂不痂。

松 子

甘，温而香。润肺燥，开胃，散水气，除诸风，治大
便虚秘。

白檀香

辛，温。利气，调脾肺，利胸膈，兼引胃气上升。

乌 药

辛，温，香窜。上入脾肺，下通膀胱、肾，能疏胸腹邪逆之气。凡病之属气者皆可治，顺气则风散，理气则血调，故又治风，疗疮及猫犬百病。

诃 子

苦，温，酸涩。泄气消痰，敛肺涩肠。生用清金行气，熟用温胃固肠。

茯 苓

见脾和。

琥 珀

见肝和。

杏 仁

辛、苦、甘，温。泻肺降气，行痰，解肌，除风散寒，润燥，并解肺郁，利胸膈气逆，通大肠气秘。治上焦风燥，又能杀虫，消狗肉、面粉积。去皮尖，研用。如发散，连皮尖研。

双仁者杀人。

叭哒杏仁，甘、平、性润，止咳下气，消心腹逆闷。甜杏仁，不入药。杏子，酸、热，有小毒，损人。

【眉批】杏仁，通大肠气秘；桃仁，通大肠血秘。

乌 梅

酸、涩而温，入脾、肺、血分。涩肠敛肺，止血，生津止渴，安蛔，涌痰，解毒。

白梅，酸、涩、咸、平，功用略同，兼治痰厥、喉痹、牙关紧闭，敷痈毒、刀箭伤。多食则齿齼①，嚼胡桃肉即解。

木　瓜

见肝和。

广　皮

辛、苦，温，入脾肺气分。能散能和，能燥能泻，利气调中，消痰快膈，宣通五脏，统治百病。入和中药留白，入疏通药去白。亦名橘红，兼能除寒发表。

广产为胜，名广皮；陈者良，名陈皮。化州陈皮，消伐太峻，不宜轻用。

橘肉，生痰聚饮。

佛手柑

辛、苦、酸，温，入肺脾。理气，止呕，健脾。治心头痰水气痛。

根、叶同功。

榧　子

甘、涩，平。杀虫，消积。多食引火入肺，使大肠受伤。

【眉批】使君子，专杀蛔虫；榧子，专杀寸白虫。

---

① 齼（chǔ 楚）：牙齿接触酸味时的感觉。

白 果

甘、苦，涩。生食，降浊痰，杀虫；熟食，敛肺益气，定哮喘，缩小便，止带浊。壅气，发疳。小儿多食白果，吐涎沫不知人，急用白鲞头①煎汤，灌之可解。

橄 榄

甘、涩、酸，平。清肺开胃，下气，利咽喉，生津，醒酒，解毒，治鱼骨哽。

核，主治与橄榄同。仁，甘、平，润燥。

百 合

甘，平。润肺，宁心，清热，止嗽。能敛肺气，利二便，止涕泪。

云 母

甘，平，入肺。下气。治疟痢、痈疽。

白石英

甘、辛，微温。润肺去燥，利小便，实大肠。治肺痿、咳逆。

食 盐

见肾和。

露 水

甘，平。润肺，解暑，止消渴。

---

① 白鲞头：又名石首鱼头，大黄鱼头。即用大黄鱼加工制成的咸干品。

僵　蚕

咸、辛，平，气味轻浮，入肺肝胃。去风化痰，散结行经，能散相火。治逆结之痰及风热为病。

蚕蛹，治风退热，除蛔，疗小儿疳疾。猘犬①咬者终身忌食。

五倍子

酸、涩、咸，寒。敛肺降火，生津化痰，止血敛汗。治泄痢下血，散热毒。敛涩之功敏于龙骨、牡蛎。

造酿作饼名百药煎，功用相同。治上焦心肺。痰嗽、热温诸病，尤为相宜。

攻

牵牛子

辛，热，属火而善走入肺。泻气分湿热，达右肾命门，走精隧，通下焦郁遏，及大肠风秘、气秘，利大小便，逐水消痰，杀虫，治肿满。

有黑、白二种，黑者力速，名黑丑。

葶　苈

辛、苦，大寒。性急、力峻。下气破结，行膀胱水，除肺中水气膹②急，通经，利便。

---

① 猘（zhì 制）犬：狂犬，疯狗。

② 膹（fèn 奋）：通"愤"，清朱骏声《说文通训定声·屯部》："膹，假借为愤。"

有甜、苦二种，甜者力稍缓。

【眉批】大黄，泄阴分血闭；葶苈，泄阳分气闭。

南 星

见肝攻。

皂 角

辛、咸，温，入肺、肝、大肠。性极尖利，通窍搜风，泄热涌痰，除湿去垢，破坚宣滞，散肿消毒。煎服取中段汤泡。

青 皮

见肝攻。

大腹皮

见脾攻。

散

桔 梗

苦、辛，平，入肺经气分，兼入心胃。开提气血，表散寒邪，清利头目、咽喉，开胸膈滞气。能载诸药上浮，引苦泄峻下之剂至于至高之分成功。

防 风

见膀胱散。

前 胡

见肝散。

升 麻

见脾散。

白 芷

辛，温，气浓，入肺、胃、大肠。通窍发表，除湿热，散风热。治头面诸疾。

香 薷

辛，温，主肺。解表，清暑利湿，散皮肤蒸热，解心腹凝结。阴暑用之以发越阳气，阳暑忌用。热服作泻。

薄 荷

辛散，升浮，体温用凉。发汗，能搜肝气而抑肺盛，宣滞解郁，散风热，通关窍。

苏 叶

辛、温而香，入气分，兼入血分。利肺下气，发表祛风，宽中利肠，散寒和血。

苏子，降气消痰，开郁温中，润心肺，止喘嗽，力倍苏叶。苏梗，顺气安胎，功力和缓。

鸡 苏

辛烈，微温。清肺下气，理血散热。

麻 黄

辛、苦，温，肺家专药。入膀胱兼走大肠、心经。发汗解表，去营中寒邪，疏通气血。惟冬月在表真有寒邪者宜之，否则不可用。去根节，制用。

根、节，止汗。

【眉批】麻黄发汗，快不能御，根节止汗，效如影响。

【眉批】散阳邪宜柴胡，散阴邪宜麻黄。

水 萍

辛，寒，入肺。发汗祛风，行水消肿。其发汗胜于麻黄，不可轻用。

桂 枝

辛、甘，温，入肺、膀胱。温经通脉，发汗解肌，调和营卫，使邪从汗出而汗自止，性能横行手臂，平肝而动血。

桂花，辛、温，治牙痛，润发。桂叶，洗发去垢。

冰 片

见通行散。

辛 夷

辛，温，入肺、胃气分。能助胃中清阳上行通于头脑，温中解肌，通窍。治九窍风热之病。去外皮毛用。

生 姜

见胃散。

白芥子

辛，温，入肺。通行经络，发汗散寒，温中利气，豁痰，痰在胁下及皮里膜外者非此不行。煎太熟则力减。

芥菜子，主治略同。芥菜，辛热而散，通肺开胃，利气豁痰，久食发疮昏目。

淡豆豉

苦，寒。发汗解肌，泄肺除热，下气调中。炒熟又能止汗。

寒

荠苨

甘、淡，微寒。利肺气，解药毒，亦治疮毒。

川贝母

辛、甘，微寒。泻心火，散肺郁，入肺经气分，润心肺，化燥痰。

象贝母，味苦，去风痰。

【眉批】前胡、南星，去风痰；半夏，去湿痰；川贝，去燥痰。

黄芩

见心寒。

知母

见肾寒。

白前

辛、甘，微寒。降气下痰，止嗽，治肺气壅实。

麦冬

见胃寒。

灯 心

见心寒。

漏 芦

见胃寒。

射 干

苦，寒。泻实火，因而散血消肿，能化心脾老血、肝肺积痰，解毒。治喉痹、咽痛。虚者忌用。

天 冬

甘、苦，大寒，入肺经气分。益水之上源而下通肾，清金降火，润燥滋阴，消痰止血，杀虫，去肾家湿热。治喘嗽、骨蒸，一切阴虚有火诸症。

瓜 蒌

见三焦寒。

山豆根

见心寒。

马兜铃

苦、辛，寒。清肺热，降肺气，兼清大肠经热，亦能行水。汤剂用之多吐。

根，涂肿毒。

牛旁子

见通行寒。

车前子

见膀胱寒。

通 草

气寒，味淡，入肺、胃。引热下行，而又能通气上达，通窍利肺。

马 勃

辛、平而散。清肺解热，治喉痹咽痛。

外用敷疮，最为稳妥。

石 韦

见膀胱寒。

桑 皮

甘、辛，寒。泻肺火，散瘀血，下气行水，止嗽清痰。

栀 子

见心寒。

地骨皮

甘、淡而寒。降肺中伏火，除肝肾虚火，治肝风头痛，利肠，退骨蒸，走里而又走表，善除内热亦退外潮。凡风寒散而未尽者，用之最宜。

木芙蓉

辛、平，性滑。清肺凉血，散热止痛，消肿排脓。治一切痈疽。

竹 茹

见胃寒。

枇杷叶

苦，平。清肺和胃，下气而消痰降火。治肺，蜜炙；治胃，姜汁炙。刷去毛。

蒸取汁，名枇杷露，功用相同。

柿

生柿，甘、冷，润肺清胃止嗽。干柿，甘、寒而涩，润肺宁嗽，涩肠，消宿血。柿霜，生津化痰，清上焦心肺之热为尤宜。柿蒂，苦、温，降气止呃逆。

梨

甘，寒，微酸。凉心润肺，利大小肠，降火消痰，清喉润燥，兼有消风之妙。熟食滋阴。

石 羔

见胃寒。

滑 石

见膀胱寒。

浮 石

咸，寒。软坚润下，入肺止嗽，通淋，化上焦老痰，能消结核。

羚羊角

见肝寒。

石决明

见肝寒。

童 便

咸，寒。能引肺火下行从膀胱出，降火降血甚速，润肺清瘀。虽秽臭败胃，然较之过用寒凉之药，犹不若服此之为胜也。热服，或入姜汁，或入韭汁。

热

红豆蔻

见胃热注。

丁 香

见胃热。

川 椒

辛，大热，入肺、脾、命门。发汗散寒，暖胃燥湿，消食除胀，通血脉，行肢节，补命门火，能下行导火归元，安蛔，最杀劳虫。

闭口者杀人，黄土能解其毒。

微炒出汗，去黄壳取红用，亦名椒红。中其毒者，用凉水麻仁浆解之。又解闭口椒毒，用肉桂煎汁饮之，或多饮冷水，或食蒜，或饮地浆水俱可。

椒目，苦、辛，专行水道，消水蛊。

足太阴脾

补

党　参

甘，平。补中益气，和脾胃。性味重浊，滞而不灵，止可调理常病，若遇重症断难恃以为治。种类甚多，以真潞党、皮宽者为佳。

黄　芪

见肺补。

黄　精

见通行补。

天生术

甘、苦，温。补脾，和中燥湿，善补气亦能生血，化胃经痰水。有火者宜生用。

按：野术可代真参，而真野者极难得。

种白术，健脾燥湿，止可调理脾胃常病。

当　归

见肝补。

白　芍

见肝补。

【眉批】白术，补脾阳；白芍，补脾阴，泻脾火。

菟丝子

见肾补。

益智仁

辛，热，本脾药，兼入心、肾。温燥脾胃，涩精固气，补心气、命门之不足，又能开发郁结，使气宣通，温中进食，摄唾涎，缩小便。

熟　地

见肾补。

枣　仁

见心补。

大　枣

见通行补。

龙眼肉

甘、平而润。补心脾，安神。治一切思虑过度、劳伤心脾及血不归脾诸症。

落花生

见肺补。

芡　实

甘、平而涩。补脾固肾，助气涩精，又能解暑热。

白　糖

甘，温。补脾缓肝，润肺和中，消痰治嗽。多食助热，损齿生虫。

冰糖同。沙糖，功用与白者相仿，和血则沙糖①为优。

甘 薯

甘，平。益气，强肾阴，健脾胃。

山 药

味甘，性涩。补脾肺，清虚热，化痰涎，固肠胃，涩精气，兼能益肾强阴，而助心气。

零余子②，甘、温，功用强于山药。

韭 菜

见肾补。

糯 米

甘，温。补脾、肺虚寒，收汗，涩二便，性甚黏滞而难化。

籼 米

甘，温。和脾养胃，益气，温中，除湿。

米 仁

见胃补。

扁 豆

见胃补。

---

① 沙糖：光绪本、审治本同，同治本作"冰糖"。
② 零余子：又称山药籽，俗称"山药豆""山药蛋"。

饴 糖

甘，温。益气补中，缓脾润肺，化痰止嗽。

鹭鸶

咸，平。益脾补气，治虚瘦。

牛 肉

甘，温。属土补脾，益气，安中，止渴。老病自死者食之损人。

白水牛喉，治反胃、肠结。

猪 肚

入胃，健脾。

狗 肉

黄狗益脾，黑狗补肾。

酸、咸，温。暖脾益胃，而补腰肾，疗虚寒，助阳事。两肾阴茎尤胜。孕妇食之令子哑。

狗宝结成狗腹中者，攻反胃，理疔疽。屎中粟米，起痘治噎。屎中骨，治小儿惊痫。

和

甘 草

见通行和。

苍 术

苦，温，辛烈。燥胃强脾，发汗除湿，能升发胃中阳气，止吐泻，逐痰水，辟恶气，解六郁，散风寒，湿治痿。

泽 兰

苦、甘，辛香，微温，而性和缓，入肝脾血分而行血。独入血海，攻击稽留，通经破瘀，散郁舒脾。

省头草①，气香、味辛、性凉，入气分。调气，生血养营，利水除痰，治消渴，经所谓兰除陈气者，此也。

马兰，辛、凉，功同泽兰，入阳明血分。

广木香

见三焦和。

砂 仁

辛，温，香燥。和胃醒脾，快气调中，通行结滞，消食醒酒，治痞胀，散浮热。

得檀香、豆蔻入肺，得人参、益智入脾，得黄柏、茯苓入肾，得白石脂、赤石脂入大小肠。能润肾燥，引诸药归宿丹田，肾虚气不归元用为向导，最为稳妥。

白豆蔻

见肺和。

藿 香

辛、甘，微温，清和芳烈，入脾、肺。快气和中，开胃止呕，去恶气及上中二焦邪滞。

---

① 省头草：佩兰的别名。

草豆蔻

辛，温，香散。暖胃健脾，祛寒燥湿。辛燥犯血忌。

延胡索

见肝和。

甘　松

甘，温，芳香。理诸气，开脾郁而善醒脾，治恶气。

半　夏

见胃和。

柏子仁

见心和。

白檀香

见肺和。

厚　朴

见胃和。

乌　药

见肺和。

阿　魏

辛，平，入脾胃。消肉积，去臭气，杀虫。臭烈伤胃。西番木脂熬成，今以胡蒜白伪之。

茯　苓

甘、淡，平。白者，入气分，益脾，宁心，渗湿。功专行水，能通心气于肾，入肺泻热而下通膀胱。

赤茯苓，入心、小肠，专利湿热，余与白茯苓同。茯苓皮，专行水。

乌 梅
见肺和。

广 皮
见肺和。

佛手柑
见肺和。

山 查
酸、甘，微温。健脾行气，散瘀化痰，消肉积、乳积。多食伐气，小者入药。

核，化食磨积，治疝，催生。

木 瓜
见肝和。

荷 叶
苦，平。裨助脾胃，而升发阳气，能散瘀血，留好血。

煨 姜
辛，温。和中止呕，不散不燥。与大枣并用，以行脾胃之津液而和营卫，最为平妥。

麻 仁

甘，平，滑利。缓脾，润燥，滑肠，治胃热、便难。去壳用。

谷 芽

见胃和。

蒸 饼

见胃和。

建 曲

见胃和。

甘烂水①

甘，温。水性本咸而重，若扬之至千万遍，则轻而柔。故能益脾胃，而不助肾气。

九香虫

咸，温。治膈脘滞气、脾肾亏损，壮元阳。

攻

姜 黄

苦、辛，温，性烈，入脾、肝。理血中之气，专于破血散结，通经。

片子者能入手臂，治痹痛。

---

① 甘烂水：亦名甘澜水、劳水、扬泛水。

【眉批】姜黄，入脾，治血中之气；莪术，入肝，治气中之血；郁金，入心，专治血。

草 果

辛，热。破气除痰，消食化积。制太阴独胜之寒，佐常山截疟。煨熟，用仁。

南 星

见肝攻。

大 黄

见胃攻。

青 皮

见肝攻。

大腹皮

辛，温。泄肺和脾，下气行水，宽胸通肠。酒洗净，黑豆汤再洗，煨用。

子，辛、温、涩，与槟榔同功，而力稍缓。

麦 芽

甘，温。能助胃气上行，健脾宽肠，下气消食，化积散结，祛痰。善通乳，亦消肾气。炒用。

红 曲

甘，温。治脾胃营血，破血活血，燥胃消食。陈者良。

散

升 麻

甘、辛，微苦。性升脾胃，引经药。亦入阳明肺、大肠经而表散风邪。升散火郁，能升阳气于至阴之下；引甘温之药上行，以补卫气之散而实其表，兼缓带脉之缩急。解药毒，杀精鬼。

前 胡

见肝散。

防 风

见膀胱散。

葛 根

见胃散。

冰 片

见通行散。

寒

黄 连

见心寒。

胡 连

见心寒。

黄 芩

见心寒。

白茅根

甘，寒，入心、脾、胃。凉血消瘀，除热行水，引火
下降。

针，能溃脓。酒蒸服，一针溃一孔。花，止血。

白鲜皮

苦，寒，性燥，入脾胃，兼入膀胱、小肠。除湿热，
行水道，治风痹、疮癣。

茵 陈

见膀胱寒。

射 干

见肺寒。

木 通

见小肠寒。

竹 叶

见心寒。

甘 蔗

见胃寒。

冬 瓜

甘，寒。泻热，益脾，利二便，消水肿，散热毒。

子，补肝明目。凡药中所用瓜子皆冬瓜子也。

蚺蛇胆

苦、甘，寒。凉血明目，疗疳杀虫。主肝脾之病，又能护心止痛。

蚺蛇肉，极腴美，主治略同。

热

肉果

辛，温，气香。暖胃理脾，涩大肠，止虚泻。面裹煨，去油用。

红豆蔻

见胃热注。

蕲艾

见通行热。

乌头

即附子之母，功用与附子相同而力稍缓。

其性轻疏，能温脾逐风。治风疾者以此为宜。

桂心

辛，甘，大热、大燥。补阳，入心脾血分。活血，能引血化汗化脓，为内托疮疽之用。

吴茱萸

见肝热。

川 椒

见肺热。

干 姜

见通行热。

手阳明大肠

补

栗

见肾补。

牛 乳

甘，微寒。润肠胃，补虚劳，解热毒。
乳酥，力稍逊，宜于血热枯燥之人。

羊 乳

补肺肾，润胃脘、大肠之燥。

猪 肠

入大肠。治肠风，血痔。
油，利肠润燥，散风解毒，杀虫，滑产。

阿 胶

见肺补。

和

砂 仁

见脾和。

连　翘

见心和。

土茯苓

甘、淡，平。去阳明湿热以利筋骨，利小便，止泄
泻，治杨梅疮毒。误服轻粉成疾者，服此能去轻粉之毒。

旋复花

见肺和。

榆白皮

甘，平，滑利，入大小肠、膀胱。利诸窍，渗湿热，
滑胎，下有形滞物。治嗽喘不眠。

诃　子

见肺和。

杏　仁

见肺和。

薤　白

辛、苦，温，滑。泄下焦大肠气滞，散血生肌，调中
下气。取白用。

罂粟壳

见肺和。

赤石脂

甘，温，酸、涩，体重。固大小肠，直入下焦阴分而

固下，收湿止血，催生下胞衣。为久痢泄澼要药。

【眉批】赤石脂，入血分；白石脂，入气分。

禹余粮

甘、平而涩。胃大肠血分重剂。固下，治咳逆，下痢，催生。

龙　骨

见心和。

攻

大　黄

见胃攻。

皂　角

见肺攻。

雷　丸

苦，寒，入胃、大肠。功专消积、杀虫，而能令人阴痿。

桃　仁

见肝攻。

元明粉

辛、甘、咸，冷。去胃中实热，荡肠中宿垢，润燥破结。用代芒硝，性稍和缓。

芒　硝

辛、咸、苦，大寒，峻下之品。润燥软坚，下泄除热，能荡涤三焦、肠胃实热，推陈致新。治阳强之病，无坚不破、无热不除，又能消化金石。

误用伐下焦真阴。

朴　硝

性味功用与芒硝同，而尤为酷涩性急。芒硝经炼，故稍缓。

【眉批】朴硝，阴寒属水，下走；消石，大热属火，上升。

散

升　麻
见脾散。

秦　艽
见肝散。

白　芷
见肺散。

麻　黄
见肺散。

寒

黄 芩

见心寒。

白头翁

苦，寒，入胃、大肠血分。坚肾，凉血，泻热。

漏 芦

见胃寒。

鲜生地

见肾寒。

木 通

见小肠寒。

山豆根

见心寒。

马兜铃

见肺寒。

蔷薇根

苦、涩而冷。入胃大肠。除风热、湿热，杀虫。

子，名营实，酸、温，主治略同。

槐 实

即槐角。苦，寒，纯阴。清肝胆，凉大肠，泻风热。

槐花，苦、凉，泻热凉血，功同槐实。陈者良。

【眉批】槐，为虚星^①之精；桑，为箕星^②之精。

川楝根

见肝寒注。

柿

见肺寒。

梨

见肺寒。

热

肉　果

见脾热。

荜　茇

见胃热。

吴茱萸

见肝热。

石硫黄

酸，毒，大热。补命门真火不足，而又能疏利大肠，暖精壮阳，杀虫疗疮。救危之药，服之多发背疽。

土硫黄，辛、热，腥臭，止入疮药，不堪服食。

---

① 虚星：即虚宿，二十八星宿之一，属北方玄武七宿。
② 箕星：即箕宿，二十八星宿之一，属东方苍龙七宿。

足阳明胃

补

党 参

见脾补。

黄 精

见通行补。

黄 芪

见肺补。

天生术

见脾补。

益智仁

见脾补。

甘 薯

见脾补。

韭 菜

见肾补。

米 仁

甘、淡，微寒，而力和缓。益胃健脾，渗湿行水，清肺热，杀蛔。

扁　豆

甘，平，中和。轻清缓补，调脾和胃，通利三焦，降浊升清，除湿，能消脾胃之暑，专治中宫之病。炒则微温，多食壅气。

叶，治霍乱、吐泻。

籼　米

见脾补。

燕　窝

见肺补。

野　鸭

甘，凉。补中益气，平胃消食，大益病人。治热毒，疗疮疖，能杀脏腹虫。

牛　乳

见大肠补。

羊　乳

见大肠补。

猪　肚

见脾补。

和

甘　草

见通行和。

苍　术

见脾和。

三　七

甘、苦，微温。散瘀定痛，能损新血。治吐衄痈肿、金疮杖疮，大抵阳明、厥阴血分之药。

马　兰

见脾和注。

砂　仁

见脾和。

白豆蔻

见肺和。

草豆蔻

见脾和。

半　夏

辛，温，体滑，性燥。和胃健脾，兼行胆经，发表开郁，下气止呕，除湿痰，利二便。能行水气以润肾，燥和胃气而通阴阳，治一切脾湿之症。血家、渴家、汗家慎用，肺燥者不可误服。须制用，亦有造曲者。

土茯苓

见大肠和。

萆　薢

甘、苦，平，入肝、胃。祛风去湿，以固下焦，坚筋骨。凡阳明湿热流入下焦者，此能去浊厘清。

有黄、白二种。白者良，名粉萆薢。

菝葜

主治与萆薢、土茯苓略同，似系一类数种也。

石斛

甘、淡、微咸，微寒。清胃中虚热，逐皮肤邪热，虚而有火者宜之。

味苦者名木斛，服之损人。

白米饭草

见肺和。

松子

见肺和。

厚朴

苦、辛，温，入脾胃。泻实满，散湿满，平胃调中，消痰化食，破宿血，散风寒，杀脏虫，治一切客寒犯胃、湿气侵脾之症。

白檀香

见肺和。

阿魏

见脾和。

木瓜

见肝和。

荷 叶

见脾和。

煨 姜

见脾和。

小茴香

辛，平。理气开胃。得盐则入肾，亦治寒疝。

八角茴香，又名舶茴香，辛、甘、平，功用略同。

麻 仁

见脾和。

陈 米

甘、淡，平。养胃，去湿热，除烦渴，利小便。

米 露

用粳米春极白，如蒸花露法蒸取汁。

轻清善补，凡胃气极弱不能进粥饮者，用之最宜。

谷 芽

甘、温，而性不损元。健脾开胃，消食和中，下气化积，为健脾、温中之圣药。炒用。

蒸 饼

甘，平。和中，养脾胃，消积滞，活血，止汗，利三焦，通水道。陈者良。

建 曲

甘，平。健脾暖胃，消食下气，化滞调中，逐痰积，破癥瘕，除湿热，止泻痢。

面神曲

辛、甘，温。开胃行气，调中，化水谷，消积滞，治痰逆、目痛。

禹余粮

见大肠和。

炉甘石

甘，温，胃经药。燥湿，止血，消肿，祛痰。金银之苗也，金能胜木，故为木疾之要药。制用。

甘烂水

见脾和。

刺　皮①

苦，平。开胃气，治胃逆，凉血。

肉，甘、平，理胃气，治反胃。脂，滴耳聋。胆，点痘后风眼。

僵　蚕

见肺和。

攻

大　黄

大苦，大寒，入脾、胃、肝、心包、大肠血分。其性

---

① 刺皮：即刺猬皮。

沉而不浮，其用走而不守，用以荡涤肠胃，下燥结而除瘀热，能推陈致新。治一切实热、血中伏火，峻利猛烈。非六脉沉实者勿用，病在气分而用之，为诛伐无过。

制熟，稍缓。酒浸，亦能上行，除邪热。

【眉批】大黄，推荡，走而不守；芒硝，消散，破结软坚。同为峻下之品。

王不留行

见奇经攻。

雷 丸

见大肠攻。

甜瓜蒂

苦，寒。胃经吐药，能吐风热痰涎上膈宿食，亦治湿热诸病。

甜瓜，性冷，解暑而损阳。凡瓜皆冷利，早青尤甚。

【眉批】常山，吐疟痰；瓜蒂，吐热痰；乌附尖，吐湿痰。

麦 芽

见脾攻。

红 曲

见脾攻。

元明粉

见大肠攻。

芒 硝

见大肠攻。

朴 硝

见大肠攻。

穿山甲

见通行攻。

散

桔 梗

见肺散。

升 麻

见脾散。

秦 艽

见肝散。

防 风

见膀胱散。

白 芷

见肺散。

葛 根

辛、甘、平,入胃兼入脾。能升胃气,上行入肺而生津止渴,发汗解肌,散火郁,解酒毒、药毒。治清气下陷、泄泻、伤寒、疟痢。

太阳初病勿用，恐引邪入阳明也。升散太过，上盛下虚者慎之。

葛花，解酒毒尤良。生葛汁，大寒，解温病大热，治吐衄。

【眉批】风药多燥，惟葛根能生津。

辛 夷

见肺散。

生 姜

辛，温。行阳分，宣肺气，畅胃口。散寒发表，解郁调中，开痰下食，能散逆气。为呕家圣药。又能消水气，行血痹，辟瘴气。

姜汁，辛、温而润，开痰尤良。姜皮，辛、凉，和脾，行水。

寒

知 母

见肾寒。

白茅根

见脾寒。

白头翁

见大肠寒。

白鲜皮

见脾寒。

白 薇

见奇经寒。

麦 冬

甘、微苦，微寒。润肺清心，胃经正药。泻热生津，化痰止呕，治嗽行水。

漏 芦

苦、咸，寒，入胃、大肠。通肺、小肠，泻热解毒，通经下乳，杀虫疗疮。

茵 陈

见膀胱寒。

大 青

苦、咸，大寒。专解心胃热毒，治伤寒、时疾、阳毒。取茎叶用。

鲜生地

见肾寒。

芦 根

甘，寒。和胃降火，止呕，清上焦热。用逆水者。芦笋，解鱼蟹、河豚毒。

花 粉

酸、甘、微苦，微寒。降火，润燥，滑痰，生津，解渴，行水。治胃热、膀胱热，疗疮毒。虚热者宜之。

通 草
见肺寒。

蔷薇根
见大肠寒。

栀 子
见心寒。

竹 茹
甘，微寒。开胃郁，清肺燥，凉血，除上焦烦热，兼清肝火，凉胎气。

笋
甘，微寒。利膈下气，化热爽胃，消痰而能损元。

枇杷叶
见肺寒。

石莲子
见心寒。

甘 蔗
甘，微寒。和中助脾，除热，润燥，消痰。能令胃气下行，利二便。

柿
见肺寒。

蒲公英

苦、甘，寒，入肾、阳明经。泻热化毒。专治乳痈、疔毒，亦为通淋妙品。

大豆黄卷

甘，平。除胃中积热，消水病、胀满，破恶血，疗湿痹。

石 羔

甘、辛、淡，降，体重气轻。胃经大寒之药，兼入肺、三焦气分，清热降火，发汗解肌，缓脾止渴，发斑疹，亦止中暑自汗。先煎。

犀 角

苦、酸、咸，寒。清胃中大热，凉心泻肝，祛风利痰，解毒疗血。治惊狂、斑疹诸症，能消胎气。

角尖，尤胜。磨汁用。

蟾 蜍

辛，凉，微毒，入胃。退虚热，行湿气，治虫蛋、痈疽，疗疳。

蟾酥，辛，温，有毒，治疗毒、诸疳。能烂人肌肉。

人中黄

甘，寒，入胃。大解五脏实热，清痰火，消食积。

甘草经粪浸者，或用皂荚。

金 汁

与人中黄同而更胜。

热

肉　果

见脾热。

荜　茇

辛，热。除胃冷，祛痰，散阳明浮热。亦入大肠经，治泻痢。散气动火。

良　姜

辛，热。暖胃散寒，下气止痛。

子，温肺，醒脾，能散寒燥湿。

白附子

辛、甘，大热，纯阳。阳明经药，能引药势上行。治面上百病，祛风痰痹湿。此药无复真者。

丁　香

辛，温，纯阳而燥。泄肺，温胃，大能疗肾、壮阳事，治胃冷、呕逆症。非虚寒勿用。

炮　姜

见通行热。

大茴香

见命门热。

钟　乳

甘，温，胃经气分药。补阳，利窍。其气剽悍，能令阳气暴充，惟命门火衰者可暂用之。

手少阳三焦

补

炙甘草

见通行和注。

黄 芪

见肺补。

蛇床子

辛、苦，温。强阳补肾，散寒祛风，燥湿杀虫。治男妇前阴诸疾，及子脏虚寒、疮癣风湿之病。为肾命、三焦气分之药。

胡 桃

见肺补。

扁 豆

见胃补。

秋 石

见肾补。

和

广木香

辛、苦，温，三焦气分之药。能升降诸气，泄肺气、疏肝气、和脾气。治冲脉为病，及一切气病、心疼。香燥，恐动火邪。

香 附
见通行和。

白豆蔻
见肺和。

藿 香
见脾和。

连 翘
见心和。

萆 薢
见胃和。

杏 仁
见肺和。

枇 杷
甘、酸，平。止渴，利肺气，治上焦热。多食发痰热，伤脾。

藕
生用，甘、寒，凉血散瘀，治上焦痰热。煮熟，甘、平，补益。

藕节，涩、平，止血消瘀，解热毒。

薤　白

见大肠和。

蒸　饼

见胃和。

百药煎

见肺和注。

攻

牵牛子

见肺攻。

防　己

见通行攻。

蜀　黍

即常山茎叶。常山，辛、苦、寒，性猛烈，引吐行水，祛痰饮，截疟。

蜀黍，功用与常山同，而性轻扬，能散上焦之邪结。

青　皮

见肝攻。

芒　硝

见大肠攻。

朴　硝

见大肠攻。

硼　砂

甘、咸，凉。除上焦胸膈痰热，柔五金，去垢腻。治喉痹、口齿诸病。

散

防　风

见膀胱散。

寒

地　榆

苦、酸，微寒，性涩，入下焦。除血热而止血。炒黑用。

梢，行血。

黄　连

见心寒。

胡　连

见心寒。

黄　芩

见心寒。

知　母

见肾寒。

龙胆草

见肝寒。

青　黛

见通行寒。

芦　根

见胃寒。

瓜　蒌

甘、苦，寒。润肺，清上焦之火，使热痰下降，又能荡涤胸中郁热垢腻，理嗽，治痢，止渴，止血，滑肠。

近多用仁，名蒌仁，虽取油润，嫌浊腻尔。

木　通

见小肠寒。

栀　子

见心寒。

竹　茹

见胃寒。

竹　叶

见心寒。

天精草

苦、甘，凉。清上焦心肺之客热。

石花菜

甘、咸，大寒而滑。去上焦浮热，发下部虚寒。

石　羔

见胃寒。

滑　石

见膀胱寒。

浮　石

见肺寒。

足少阳胆

补

枣 仁

甘、润。生用，酸平，专补肝胆。炒熟，酸、温而香，亦能醒脾，敛汗宁心，疗胆虚不眠。肝胆有邪热者勿用。

和

川 芎

辛，温，升浮，入心包、肝。为胆之引经，乃血中气药。升阳升郁，润肝燥、补肝虚，上行头目，下行血海，和血，行气搜风，散瘀调经，疗疮。治一切风木为病。

青 蒿

见肝和。

连 翘

见心和。

半 夏

见胃和。

郁李仁

辛、苦、甘，平，性降。下气行水，补血润燥，得酒则入胆。去皮尖。治标之品，津液不足者慎用。

胆 矾

酸、涩、辛，寒，入胆经。性敛而能上行，吐风热痰涎，敛咳逆而散风木相火，杀虫。

攻

青 皮

见肝攻。

散

秦 艽

见肝散。

前 胡

见肝散。

柴 胡

苦，微寒。胆经表药，能升阳气下陷，引清气上行，而平少阳、厥阴之邪热，宣畅气血，解郁调经。能发表，最能和里，亦治热入血室，散十二经疮疽。病在太阳者服之则引贼入门，病入阴经者服之则重虚其表，用宜详慎。

银柴胡，专治骨蒸劳热、小儿五疳。

【眉批】柴胡，引少阳清气上行；升麻，引阳明清气上行；柴胡佐黄连，泻肝胆火。

寒

苦　参

见肾寒。

黄　芩

见心寒。

龙胆草

见肝寒。

槐　实

见大肠寒。

桑　叶

苦、甘而凉。滋燥凉血，止血去风，清泄少阳之气热。

【眉批】桑叶，清少阳之气热；丹皮，清肝胆之血热。

猪胆汁

见心寒。

手厥阴心包

补

丹 参

见心补。

生 地

见肾补。

和

川 芎

见胆和。

郁 金

见肺和。

延胡索

见肝和。

连 翘

见心和。

益母草

辛、微苦，微寒，入心包、肝。消水行血，去瘀生新，解毒，利二便。辛散滑利，并不补益。

芫蔚子，活血调经，明目。行中有补，血滞、血热者
宜之。

蒲 黄

甘，平，入心包、肝经血分。生用，性滑，行血消
瘀，祛心①腹膀胱之热，疗疮肿。炒黑，性涩，止血。

攻

大 黄

见胃攻。

茜 草

酸、咸，温，入心包、肝。行血通滞。无瘀者慎用。

紫葳花

甘、酸，寒，入心包、肝。破血去瘀，能去血中伏
火，治血热生风之症。

寒

紫 草

见肝寒。

丹 皮

见肝寒。

---

① 心：原作"泌"，据同治本、光绪本、审治本改。

木 通

见小肠寒。

川楝子

见肝寒。

败 酱

即苦菜。苦、咸，微寒，入心包、肾。主暴热火疮、疥、痔，除痈肿、结热、风痹，为治肠痈之上药。

代赭石

见肝寒。

热

破故纸

见命门热。

足厥阴肝

补

当 归

辛、甘、苦，温，入心、肝、脾。治冲脉、带脉为病，为血中气药。血滞能通，血虚能补，血枯能润，血乱能抚，使气血各有所归。散内寒，补不足，去瘀生新，润燥滑肠。治上用头，治中用身，治下用尾，统治全用。辛气太甚，如熬膏则去其辛散之气，专取润补之力。虚弱畏辛气者，用之大妙。

归须，力薄，其气不升，且能宣络，不似归身之辛温上升也。

白 芍

苦、酸，微寒。入肝、脾血分，为肺之行经药。泻肝火，和血脉，收阴气，敛逆气，缓中退热。其收降之性又能入血海。治一切血病、脾热易饥。

赤芍，泻肝火，散恶血，利小肠。

白，补而敛；赤，散而泻。白，益脾，能于土中泻木；赤，散邪能行血中之滞。

金毛狗脊

苦、甘，温。坚肾滋肝，益血养气，能除风寒湿。

淫羊藿

见命门补。

熟　地

见肾补。

生　地

见肾补。

枸杞子

甘，微温。滋补肝肾而润，生精助阳，去风明目，利大小肠。

续　断

苦、辛，微温。补肝肾，通血脉，理筋骨，暖子宫，缩小便，止遗泄，破瘀血。治金疮、折跌。补而不滞，行而不泄。

何首乌

苦、甘，温。补益肝肾，涩精气，养血，化虚痰，乌须发，消痈肿，疗疟痢。补阴而不滞不寒，强阳而不燥不热，为调和气血之圣药，久服延年。制用。

菟丝子

见肾补。

覆盆子

甘、酸，温而性固涩。补益肝肾，固精明目，起阳痿，缩小便。强肾无燥热之偏，固精无凝滞之害。

叶，绞汁，治目弦虫，除肤赤。

枣 仁

见胆补。

杜 仲

甘，温，微辛，入肝经气分。润肝燥、补肝虚，又兼补肾，能使筋骨相着，补腰膝。

黄 肉

见肾补。

白 糖

见脾补。

韭 子

见肾补。

冬瓜子

见脾寒注。

胡 麻

甘，平。补肝肾，填精髓，润五脏，凉血益血，疗风，解毒，滑肠。

按：胡麻有四棱、六棱、七八棱之别，因地土肥瘠而然，八棱者名巨胜子。旧说胡麻即脂麻，"脂"俗作"芝"，而近时名家方论胡麻与黑芝麻往往并用，则明是二物矣。

芝麻，功用略同，皮肉俱黑，徽州产者良。麻油，凉血生肌，滑胎疗疮。亚麻，即壁虱胡麻，甘、微温，气恶不堪食，治大风疮癣。

鸡

甘，温，属木。补虚温中，动风。煮汁，性滑而濡。

乌骨鸡，甘、平，属水，能益肝肾，退热补虚，治肝肾血分之病。

雄鸡冠血，治中恶惊忤。涂口眼歪斜，用老者。

鸡蛋，甘、平，补益气血，散热，止嗽、痢。哺鸡蛋壳，敷疮毒。蛋内白皮，治久咳结气。

鸡屎白，微寒，下气消积，通利大小便，治蛊胀米癥。

牛 筋

补肝强筋，益气力，续绝伤。

羊 肝

青色者，补肝明目。胆，苦、寒，点目良。

阿 胶

见肺补。

桑螵蛸

见肾补。

鳖 甲

咸、寒属阴，入肝。补阴除热，散结软坚，治肝经血分之病。为疟家要药。

鳖肉，凉血补阴，治疟痢。忌苋菜，勿同食。

吐 铁

甘、酸、咸，寒。补肝肾，益精髓。

和

三 七

见胃和。

川 芎

见胆和。

泽 兰

见脾和。

郁 金

见肺和。

广木香

见三焦和。

延胡索

辛、苦，温，入肺、脾、心包、肝。能行血中气滞、气中血滞，活血利气，治诸痛。生用破血，酒炒调血。

青 蒿

苦、寒芬芳，入肝胆血分。除骨髓蒸热、阴分伏热，清暑，解秽，明目。治鬼疰用子。

玫瑰花

气味甘、平。香而不散，肝病用之多效。蒸露尤佳。

牛 膝

见肾和。

甘菊花

甘、苦，微寒。能益肺肾，以制心火而平肝木，祛风除热，明目，散湿痹。

花小味苦者，名苦薏，非真菊也。

益母草

见心包和。

萆 薢

见胃和。

菝 葜

见胃和。

钩 藤

甘、微苦，微寒。除心热，主肝风相火之病。风静火息，则惊痫、眩晕、斑疹诸症自平。祛风而不燥，中和之品，久煎则无力。

蒲 黄

见心包和。

白蒺藜

辛、苦，温。散肝风而泻肺气，胜湿，凉血破血。炒熟去刺亦能补阴。

夏枯草

辛、苦，微寒。散肝经之郁火，解内热，散结气，消瘿，治目珠夜痛。久服伤胃。

木蝴蝶

治肝气。诸书不载，近多用之，盖取木喜疏散蝴蝶善动之意尔。

柏子仁

见心和。

沉 香

见命门和。

五加皮

辛、苦，温。顺气化痰，坚肾益精，养肝，祛风胜湿，逐皮肤瘀血，疗筋骨拘挛。有火者勿服。

血 竭

见心和。

琥 珀

甘，平。入心、肝血分，又能上行使肺气下降而通膀胱。从镇坠药则安心神，从辛温药则破血生肌，从淡渗药则利窍行水。亦治目疾。

橘 叶

行肝气，治痈散毒。绞汁饮。

木 瓜

酸、涩而温。和脾理胃，敛肺伐肝，化食止渴，调营卫，利筋骨，去湿热，消水胀。气脱能收，气滞能和，酸收太甚。多食病癃闭。

荠 菜

见通行和。

金

见心和。

银

见心和。

铁

辛，平。镇心平肝，定惊疗狂，解毒。铁屑、铁精、铁绣、铁华大抵皆借金气以平木坠下，无他义也。

针砂①，消水肿，散瘿瘤。

铜 绿

酸，平。吐风痰，去风热，止金疮血，杀虫疗疮，损血。色青入肝，专主东方之病。

紫石英

见奇经和。

---

① 针砂：又名钢砂、铁砂。

青 盐

见肾和。

绛 矾

入血分，能伐肝木而燥脾湿。

五灵脂

甘，温。纯阴，气味臊恶，入肝经血分，通利血脉。生用散血，炒用止血。除风杀虫，化痰消积。治气血诸痛、一切血病。

北地有鸟名号寒虫①，此其屎也。酒飞，去砂石用。

猪 肝

入肝。诸血药中用之，以为向导则可，若作膳常食，有损无益。

僵 蚕

见肺和。

乌贼骨

咸，温，入肝、肾血分。通血脉，祛寒湿，治血枯，涩泻痢。

墨鱼肉，酸、平，益气，通经。

龙 骨

见心和。

---

① 号寒虫：即鼯鼠，又名寒号鸟、寒号虫。

龙 齿

涩，平，属木主肝。镇心安魂，治惊痫、癫疾。

发

苦，平。入肝肾，兼能去心窍之血，补阴，凉血，消瘀，治诸血病及惊痫。皂角水洗煅胎发，尤良，能补衰涸。

攻

莪 术

辛、苦、温。主一切气，能通肝经聚血，破血行气，攻积通经。

三 棱

苦，平，力峻。入肝经血分，破血中之气，散一切血瘀气结，消坚积。

姜 黄

见脾攻。

红 花

辛、甘、苦，温，入肝经。破瘀活血，润燥消肿。过用能使血行不止。

胭脂，活血，解痘毒。绛纬，略得红花之力，可以养血，而又借蚕丝以行经络，虚而血滞者用之最宜。

南 星

辛、苦，温燥，入肝、脾、肺。治风散血，胜湿，除风痰，性紧毒而不守，能攻积、拔肿、堕胎。得防风则不麻。制用。

胆星，用黄牛胆汁和，南星末入胆中风干，功用同。

大　戟

见通行攻。

大　黄

见胃攻。

茜　草

见心包攻。

紫葳花

见心包攻。

皂　角

见肺攻。

桃　仁

苦，平，微甘。缓肝气，泄血滞，通大肠血秘，治血燥经闭。热入血室无瘀慎用。泡去皮尖，炒研。

桃花，苦、平，专于攻决，下水除痰，消积聚，利二便，疗疯狂。千叶者勿用。

桃叶，苦、平，杀虫，发汗。

桃子，辛、酸、甘，热，微毒，多食有热生痈疖，有损无益。

桃枭，苦、微温，辟邪。

青 皮

辛、苦，温，沉降气烈，入肝胆气分。疏肝泻肺，破积消痰，最能发汗，引诸药至厥阴之分，兼入脾下饮食。

【眉批】青皮，疏下焦肝气；柴胡，疏上焦肝气。

雄 黄

辛，温。独入厥阴气分，搜肝气，散肝风，能化血为水，燥湿杀虫，解百毒。

雌黄，功用略同。熏黄，最劣不堪用。

礞 石

甘，咸。重坠入肝，能平肝下气，为治顽痰结癖之神药。制用。

花蕊石

酸、涩，平。专入肝经血分，能化瘀血为水，下死胎，止金疮出血。

夜明砂

辛，寒，肝经血分药，活血攻血，消积明目。

虻 虫

见通行攻。

蜈 蚣

辛，温，有毒，入肝。善走能散，去风杀虫，治脐风、惊痫、蛇癥。

蝎

甘、辛，有毒。属木，去风，治诸风眩掉，一切厥阴
风木之病。去足，焙用。蝎梢，蝎之尾也，功用相同其力
尤紧。

穿山甲

见通行攻。

散

天 麻

辛，温。入肝经气分，通血脉，疏痰气，治诸风掉
眩。煨用。

秦 艽

苦、辛。渗湿散风，活血，去肠胃湿热，疏肝胆滞
气。治一切湿胜风淫之症。

前 胡

辛、甘、苦，寒。畅肺理脾，解膀胱、肝经热邪。性
阴而降，功专下气，气下则火降而痰消，能除实热，专治
肝胆经风痰。

柴 胡

见胆散。

羌 活

见膀胱散。

防风

见膀胱散。

荆芥

辛、苦，温。芳香升浮，入肝经气分兼行血分。发汗，散风湿，通利血脉，助脾消食，能散血中之风，清热散瘀，破结解毒。为风病、血病、疮家要药。风在皮里膜外者宜之。

穗，善升发，炒黑治血。

薄荷

见肺散。

寒

苦参

见肾寒。

黄连

见心寒。

胡连

见心寒。

龙胆草

大苦，大寒。沉阴下行，入肝胆而泻火，兼入膀胱、肾经，除下焦湿热。酒浸亦能外行、上行。

紫 草

甘、咸，寒，性滑。入肝、心包血分，凉血活血，通二便。或用茸，取其初得阳气以发痘疮。

丹 皮

辛、苦，微寒。入心、肾、心包、肝，善泻相火，功胜黄柏。和血凉血，而生血去瘀，除热，退无汗之骨蒸。

【眉批】丹皮，治无汗之骨蒸；骨皮、知母，治有汗之骨蒸。

青 黛

见通行寒。

射 干

见肺寒。

车前子

见膀胱寒。

槐 实

见大肠寒。

女贞子

甘、苦，凉。益肝肾，除火，纯阴至静，必阴虚有火者方可用。

按：女贞、冬青古作二种，实一物也。

芦 荟

大苦，大寒。凉肝镇心，功专清热杀虫，治惊痫，湿癣。波斯国木脂也。

密蒙花

甘而微寒。润肝燥，专治目疾。

秦　皮

苦、寒，性涩。除肝热，治风湿诸痹，止痢，解天蛇毒。

蕤　仁

甘，微寒。消风清热，和肝明目，破结痰，除痞气。

川楝子

苦，寒。泻肝火，导小肠、膀胱之湿热，因引心包相火下行，利小便，治疝，杀虫。去核用，川产良。

根，大苦，逐蛔，利大肠，治疮毒。

地骨皮

见肺寒。

老鼠刺

甘、微苦，凉。益肝肾，止渴，祛风。

竹　茹

见胃寒。

天竹黄

见心寒。

朱　砂

见心寒。

代赭石

苦，寒。入肝与心包血分，除血热，养血，镇虚逆。制用。

空　青

甘、酸，寒。益肝明目，利水，真者绝少。

犀　角

见胃寒。

牛　黄

甘，凉。清心入肝，解热利痰，凉惊通窍，治痰热、惊痫、胎毒诸病。中风入脏者，用以入骨追风。若中腑、中经者，用之反引风入骨，莫之能出。

犀牛之黄称犀黄，真者能透指甲，如非犀牛功力远逊。

羚羊角

苦、咸，寒。属木，入肝、肺、心，清肝祛风，泻邪热，散血，下气，解毒。

猪胆汁

见心寒。

熊　胆

见心寒。

兔　肝

泻肝热，明目。

蚺蛇胆

见脾寒。

牡　蛎

咸、微寒，涩。体用皆阴，入肝、肾血分，软坚化痰，收脱敛汗，清热补水，固肠，利湿，止渴。

蛤　粉

与牡蛎同功。

蛤蜊肉，咸、冷，解酒。文蛤，兼能除烦，利小便。

石决明

咸，凉。除肺肝风热，治骨蒸，疗疡疽，明目，通淋。

真　珠

见心寒。

热

蕲　艾

见通行热。

肉　桂

辛、甘，纯阳大热。入肝、肾血分，补命门相火之不足，能抑肝风而扶脾土，引无根之火降而归元。治痼冷沉寒，疏通血脉，发汗，去营卫风寒。

吴茱萸

辛、苦，大热。疏肝燥脾，温中下气，除湿，去痰解郁，杀虫，开腠理，逐风寒，治冲脉为病，气逆里急。性虽热而能引热下行，利大肠壅气，下产后余血。汤泡，去苦汁用。

炮 姜

见通行热。

手太阳小肠

补

生　地

见肾补。

猪　脬

治疝气、遗溺。

和

砂　仁

见脾和。

紫　菀

见肺和。

榆白皮

见大肠和。

赤茯苓

见脾和注。

赤小豆

见心和。

赤石脂

见大肠和。

鸡肫皮

甘、平，性涩。能除热，消水谷，通小肠、膀胱，治泻痢、崩带、食疟诸病。男用雌，女用雄。

寒

白鲜皮

见脾寒。

漏　芦

见胃寒。

瞿　麦

苦、寒而性善下。降心火，利小肠，逐膀胱邪热，破血利窍，决痈明目，通经治淋。

灯　心

见心寒。

鲜生地

见肾寒。

木　通

辛、甘、淡，平。上通心包，下通大小肠、膀胱，降心火而因清肺热，导诸湿热由小便出，兼通大便，利九窍、血脉、关节。治上中下三焦火症及脾热好眠。

【眉批】木通，泻小肠火。君火宜木通，相火宜泽泻。

海金沙

甘、寒、淡渗。专除小肠、膀胱血分湿热，治肿满通淋。

车前草

见膀胱寒注。

川楝子

见肝寒。

梨

见肺寒。

足太阳膀胱

补

紫河车

见通行补。

和

乌药

见肺和。

榆白皮

见大肠和。

猪苓

苦、甘、淡，平，入膀胱、肾。升而能降，利湿行水，与茯苓同而泄更甚。利窍，发汗，解湿热。

茯苓

见脾和。

琥珀

见肝和。

鸡肫皮

见小肠和。

蚕茧

甘，温。能泻膀胱相火，引清气上朝于口，止消渴。去蚕蛹用。

攻

葶苈

见肺攻。

防己

见通行攻。

散

前胡

见肝散。

羌活

辛、苦，性温。气雄，入膀胱当游风，兼入肝、肾气分，搜风胜湿。治督脉为病，周身百节痛。

防风

辛、甘，微温。搜肝泻肺，散头目滞气、经络留湿。主上焦风邪、膀胱经症，又为脾胃引经、去风胜湿之药。同葱白用能行周身。

藁本

辛、温雄壮。为膀胱经风药，寒郁本经头痛连脑者必用之。治督脉为病，脊强而厥，又能下行去寒湿。

麻 黄

见肺散。

桂 枝

见肺散。

寒

知 母

见肾寒。

龙胆草

见肝寒。

白鲜皮

见脾寒。

瞿 麦

见小肠寒。

茵 陈

苦，寒。燥湿胜热，入膀胱经，发汗利水以泄脾胃之湿热。治黄疸阳黄之君药。

花 粉

见胃寒。

木 通

见小肠寒。

泽泻

甘、咸，微寒。泻膀胱及肾经火邪，利小便。功专利湿行水，治一切湿热之病。湿热除则清气上行，故又止头旋。能损目。

海金沙

见小肠寒。

车前子

甘，寒。清肺、肝风热，渗膀胱湿热，利水而固精窍。

车前草，甘、寒，凉血去热，通淋明目，能解肝与小肠之湿热。须取叶用。

地肤子

甘、苦，寒。入膀胱除虚热，利水通淋，治疮疥。

叶，作汤浴去皮肤风热丹肿，洗目除雀盲。

石韦

苦、甘，微寒。清肺热以滋化源，通膀胱而利水湿，善能通淋。

瓦韦，治淋亦佳。

黄柏

苦，寒，微辛。沉阴下降，泻膀胱相火，为足太阳引经药，除湿清热，退火而固肾，治痿痹、骨蒸、泻痢、诸疮。尺脉有力者方可用。生用降实火，炒黑止崩带，酒制治上，蜜制治中，盐制治下。

【眉批】黄柏，入肺、肾血分；知母，肺、肾气分。

川楝子

见肝寒。

滑　石

淡，寒，滑。膀胱经本药，亦入肺清其化源，而下走膀胱以利水，通六腑九窍精液，除上中下三焦湿热，消暑降火，荡热渗湿。

手少阴心

补

黄　精

见通行补。

玉　竹

见肺补。

丹　参

味苦，气降，入心与包络。去瘀生新，调经补血，治血虚、血瘀之症。

当　归

见肝补。

益智仁

见脾补。

生　地

见肾补。

枣　仁

见胆补。

大　枣

见通行补。

龙眼肉

见脾补。

莲　子

甘、平而涩。能交心肾，安君、相火邪，涩精气，厚肠胃，兼治女人一切血病。

莲心，苦、寒，清心去热。

黑　豆

见肾补。

猪心血

以心归心，以血导血，用作补心药之向导，义盖取此。

龟　板

见肾补。

和

甘　草

见通行和。

远　志

苦、辛，温，入心。能通肾气上达于心而交心肾，泄热，行气散郁，利窍豁痰，兼治痈疽。去心用。

郁　金

见肺和。

连　翘

苦，微寒，性升。入心、心包而泻火，兼除三焦、大肠、胆经湿热。能散诸经血凝气聚，利水杀虫。为十二经疮家要药。多服减食。

【眉批】连翘治血热，柴胡治气热。

甘菊花

见肝和。

钩　藤

见肝和。

石菖蒲

辛、苦，温香而散。开心孔，利九窍，去湿除风，消痰积，治惊痫。疗热闭、胸膈，解毒杀虫多用。独用耗散气血，或用米泔浸饭锅内蒸，则臻于中和矣。犯铁器，令人吐逆。

松　花

见肺和。

柏子仁

辛、甘，平。气香，性润。透心脾，滋肝肾，养血，止汗，除风湿。助脾药中惟此不燥。

合欢皮

见通行和。

乳 香

见通行和。

血 竭

甘、咸，平，性急。入心、肝血分，散瘀生新，和血
敛疮。

【眉批】乳香活血、没药散瘀，皆兼主气分；血竭则
专入血分。

安息香

辛香、苦，平，入心经。安神去祟，行血下气。安息
国名也。

茯 苓

见脾和。

赤茯苓

见脾和注。

茯 神

主治与茯苓同，而入心之用居多。安魂养神，疗心
虚、惊悸。

黄松节，即茯神心木，疗筋挛偏风、心掣健忘。

琥 珀

见肝和。

莲 须

见肾和。

百 合

见肺和。

小 麦

甘，微寒。养心止血，除烦利溲。

浮小麦，咸、凉，止汗，凉心，退热。麸皮，甘、寒，与浮麦同性，醋拌蒸，熨滞气痹痛。面筋，甘、凉，解热，和中。

赤小豆

甘、酸，平。色赤入心，性下行而通小肠，行水散血，清热解毒，敷疮，通乳汁，下胞胎。最渗精液，不宜久服。

相思子，苦、平，研服，能吐邪气及蛊毒。

金

辛，平，有毒。镇心肝，安魂魄，治惊痫、风热之病。

银

功用与金相同。

食 盐

见肾和。

龙 骨

甘，平，涩，入心、肝、肾、大肠。能敛浮越之正气，涩肠益肾，安魂镇惊，固精止汗，定喘解毒，皆涩以止脱之义。

龙　齿

见肝和。

发

见肝和。

散

桔　梗

见肺散。

细　辛

见肾散。

麻　黄

见肺散。

冰　片

见通行散。

寒

黄　连

大苦，大寒。入心泻火，镇肝凉血，燥湿开郁，能消心窍恶血，亦泻脾火。酒炒治上焦火，姜汁炒治中焦火，盐水炒治下焦火。

胡　连

性味功用并似黄连。治小儿潮热、五疳。解吃烟毒。

川贝母

见肺寒。

黄 芩

苦，寒，入心。胜热，折火之本，泻中焦实火，除脾家湿热，为中上二焦之药，亦治邪在少阳往来寒热。

中空者，名枯芩，佐栀子泻肺火。中实者，名条芩，泻大肠火。

【眉批】柴胡佐黄芩泻三焦火。

白茅根

见脾寒。

丹 皮

见肝寒。

麦 冬

见胃寒。

瞿 麦

见小肠寒。

灯 心

甘、淡，微寒。降心火，利小肠，清肺热，通气，止血，利水。

大 青

见胃寒。

鲜生地

见肾寒。

射 干

见肺寒。

山豆根

大苦，大寒。泻心火以保肺金，去肺、大肠之风热，消肿止痛。治喉齿疮痔诸疾，解药毒，疗人马急黄。

栀 子

苦，寒，入心。泻心肺之邪热，使之下行由小便出，解三焦郁火，最清胃脘之血。内热用仁，表热用皮。

芦 荟

见肝寒。

竹 叶

辛、淡、甘，寒。专凉心经，亦清脾气，清痰止渴，除上焦烦热。

天竹黄

甘，微寒。凉心去风热，利窍，豁痰，镇肝。功同竹沥而性和缓。治中风惊痫，南海大竹内黄粉也。

石莲子

苦，寒。清心开胃，去湿热。

梨

见肺寒。

黄 丹

咸，寒，沉阴。内用镇心安魂坠痰，消积杀虫。外用解热拔毒，去瘀长肉。

铅粉主治略同。

朱 砂

甘，凉，体阳性阴，心经血分药。镇心而泻邪热，定惊清肝，祛风解毒，治癫狂下死胎。多服令人呆闷。细研水飞，如火炼则有毒，服饵常杀人。或用原块辰砂绵裹，入药同煎最妙。

犀 角

见胃寒。

牛 黄

见肝寒。

羚羊角

见肝寒。

猪胆汁

苦，寒，入心。胜热润燥，泻肝胆之火，兼能明目、疗疳。醋和灌谷道，治大便不通。

象 牙

甘，凉。清心肾之火，疗惊悸、骨蒸、痰热、疮毒。锉屑煎服。

熊　胆

苦，寒。凉心平肝，明目杀虫，治惊痫。涂痔。

缫丝汤①

抑心火，治消渴。

真　珠

甘、咸，寒，入心、肝二经。镇心安魂，泻热坠痰，拔毒生肌。

热

桂　心

见脾热。

炮　姜

见通行热。

---

① 缫（qiāo 悄）丝汤：煮茧的汤。缫丝，煮茧抽丝。

足少阴肾

补

巴戟天

甘、辛，微温，入肾经血分。强阴益精，散风湿。去心用。

金毛狗脊

见肝补。

肉苁蓉

甘、酸、咸，温，入肾经血分。补命门相火，润五脏，益精血，滑肠。功用与琐阳相仿。

草苁蓉，力稍劣。

冬虫夏草

见肺补。

熟　地

甘，微温，入足三阴经。滋肾补肝，封填骨髓，亦补脾阴，利血脉，益真阴，除痰退热，止泻。治一切肝肾阴亏虚损百病，为壮水之主药。兼散剂，亦能发汗；兼温剂，又能回阳。

按：制熟地，宜九蒸九晒，盖多蒸则不滞，多晒则气温，水里阳生之义也。若一蒸便用，绝不见日，则与煎剂用生地何异？

生 地

苦、甘，寒，沉阴下降，入心、肾、肝、心包、小肠。养阴退阳，凉血生血。治血虚内热，能交心肾而益肝胆，兼能行水。佐归身，解火郁。

续 断

见肝补。

枸杞子

见肝补。

沙苑蒺藜

苦，温。补肾强阴，固精明目。

何首乌

见肝补。

菟丝子

甘、辛，温，入肝、脾、肾。强阴益精，温而不燥，补卫气，助筋脉，祛风进食。治精寒余沥。肾经多火者勿用。

五味子

见肺补。

覆盆子

见肝补。

桑 葚

甘、酸，温，入肾。补水生津，利水乌须。

萸 肉

酸、涩，微温。固精秘气，补肾温肝，强阴助阳，而通九窍兼能发汗。去核用。

杜 仲

见肝补。

芡 实

见脾补。

莲 子

见心补。

栗

咸，温。厚肠胃，补肾气，能解羊膻。

甘 薯

见脾补。

韭 菜

辛，温，微酸。温脾益胃，助肾补阳，固精气，暖腰膝，散瘀血，停痰，入血分而行气解毒。

韭汁，胃脘上口有积血妨碍饮食者，此能除之，每用少许，频服久服甚效。

韭 子

辛、甘，温。补肝肾，助命门，暖腰膝。

胡 麻

见肝补。

黑 豆

甘，寒。补肾镇心，明目利水，除热去风，活血解毒，利大便。

马料豆，尤补肾。料豆皮，能止盗汗。

豇 豆

甘、咸，平。补肾益气，理中健胃，和五脏，调营卫，生精髓，解鼠、莽毒。豆为肾谷，宜此当之。

刀 豆

甘，温。下气，益肾归元，温中，利肠胃，止呃逆。

磁 石

辛、咸，冲和。能引肺气入肾、补肾，除热去怯，通耳明目。制用，渍酒良。

乌骨鸡

见肝补注。

鸭

见肺补。

雀

甘，温。壮阳，益精髓，缩小便。

雀卵，酸、温，益精血。治男子阴痿、女人血枯。

禽石燕

甘，温。壮阳益气，补精髓，缩小便。浸酒服佳。

鹿　角

咸，温。熬胶，炼霜。功专滋补，益肾强骨，生精血，能通督脉。生用，散热，行血，辟邪，能逐阴中邪气恶血，治梦与鬼交。

麋角，功用相仿而温性差减。鹿筋，治劳损续绝。鹿朘①，鹿精也，大补虚劳。

牛　髓

补中，填骨髓。炼用。

羊　乳

见大肠补。

羊腰子

益精助阳。胫骨，入肾而补骨。烧灰，擦牙良。

猪　肉

咸，寒。疗肾气虚竭，润肠胃，生精液。阳事弱者不宜食，能生湿痰招风热。

皮有毒，头肉尤甚。脑，治头风，损阳道。蹄，通乳汁。悬蹄甲，治痰喘、疮痔。尾血，治痘疮倒黶。腰子，咸、冷而通肾，治腰痛、耳聋。

狗　肉

见脾补。

---

① 鹿朘（zuī）：指雄鹿的生殖器。

海狗肾

咸，热。固精壮阳，治阴痿、精寒。

桑螵蛸

甘、咸，平，入肝、肾、命门。益精气，固肾。治虚损、遗浊、阴痿，通淋，缩小便。用桑树上者，若生非桑树，以桑皮佐之。

鱼　鳔

暖精，种子。

海　马

甘，温。暖水脏，壮阳道，治气血痛，消癥块。

海　参

甘，温。补肾益精，壮阳疗痿。

龟　板

咸、寒至阴，通心，入肾。补阴清热，治一切阴虚血弱之症，能通任脉。

自死败龟良，熬胶更胜。龟尿，走窍透骨，染须发，治哑聋。

蛤　蚧

见肺补。

吐　铁

见肝补。

秋 石

咸，平。滋肾水，润三焦，退骨蒸，软坚。为滋阴降火之药，煎炼失宜，反生燥渴之患。

和

远 志

见心和。

砂 仁

见脾和。

牛 膝

苦、酸，平，入肝、肾，能引诸药下行。散恶血，疗心腹痛，治淋，堕胎，出竹木刺。酒浸蒸则甘、酸而温，益肝肾，强筋骨。

甘菊花

见肝和。

猴 姜①

苦，温。坚肾，行血，治折伤、骨痿。擦牙良。

柏子仁

见心和。

金樱子

酸、涩，平。固精秘气，治精滑，固肠。性涩而不利

---

① 猴姜：骨碎补的别名。

于气，熬膏则甘，全失涩味矣。

乌 药

见肺和。

五加皮

见肝和。

石楠叶

辛、苦，平。散风坚肾，利筋骨、皮毛，为祛风通利之药。

猪 苓

见膀胱和。

橘 核

治疝痛，腰肾冷痛。

莲 须

甘、平而涩。清心通肾，益血固精。

小茴香

见胃和。

罂粟壳

见肺和。

铅

甘，寒，属肾。坠痰解毒，安神明目，杀虫而伤心胃。

青 盐

甘、咸，寒，入肝、肾。助水脏，平血热，散肝经风热。功同食盐而更胜。

食 盐

甘、咸、辛，寒。补心，入肾。泄肺润下，走血胜热，润燥软坚，通大小便，坚筋骨，涌吐醒酒，解毒杀虫。多食伤肺、损津血、动肾气、辟精关。

九香虫

见脾和。

桑寄生

苦、甘。坚肾和血，舒筋络，散风湿。

乌贼骨

见肝和。

龙 骨

见心和。

发

见肝和。

攻

甘 遂

见通行攻。

散

独　活

辛、苦，微温，气缓，入肾经气分。善搜伏风，兼能去湿，治头痛、目眩、齿痛、痉痹、疝瘕诸症。

羌　活

见膀胱散。

细　辛

辛，温，性烈，肾经本药，心经引经药。散风寒浮热，温经发汗，能行水气以润肾燥，专治少阴经头痛。北产者良。

寒

元　参

苦、咸，微寒，纯阴，入肾。泻无根浮游之火，凡相火上炎之症，用此壮水以制之。

苦　参

大苦，大寒。沉阴主肾，燥湿胜热，养肝胆，利九窍，祛风逐水，解毒杀虫。

龙胆草

见肝寒。

知　母

辛、苦，寒，滑，入肺、肾二经气分。泻膀胱邪热、下焦有余之火，使相火不炎、肺金清肃，兼泻胃热，润燥滋阴，利二便。滑肠伤胃。

【眉批】知母，治阳明独胜之热；草果，治太阴独胜之寒。

丹　皮
见肝寒。

萹　蓄
苦，平。利小便，去湿热，通淋，杀虫。

鲜生地
苦、微甘，大寒，入心、肾。泻小肠丙火，亦清胃大肠火，平诸血逆。治热毒痢疾肠胃如焚、瘟疫痘症，诸大热。

天　冬
见肺寒。

旱莲草
甘、酸，寒。补肾固齿，凉血止血。

泽　泻
见膀胱寒。

黄　柏
见膀胱寒。

女贞子
见肝寒。

地骨皮

见肺寒。

老鼠刺

见肝寒。

蒲公英

见胃寒。

败　酱

见心包寒。

猪　肤

古注性寒、味甘，治咽痛。猪，水畜也，其气先入肾，解少阴客热。肤者肌肤之义，宜用燖①猪皮上黑肤也。

按：《仪礼》②注云：肤，豕肉也，惟燖者有肤，"燖"字本作"燂"③训，为火热。又云：火熟物也。据此则明，是取猪肉火炙而用其皮上烧焦之肤皮矣，乃有用生猪皮者，大谬。

象　牙

见心寒。

牡　蛎

见肝寒。

蛤　粉

见肝寒。

---

① 燖（xún 寻）：烤熟之义。
② 仪礼：古代记载典礼仪节的书，简称《礼》，亦称《礼经》。
③ 燂（tán 潭）：烤烂。

热

蕲 艾
见通行热。

丁 香
见胃热。

没石子
苦，温，入肾。涩精固气，强阴助阳，乌须发。

原蚕蛾
气热，固精强阳。用雄者。

命　门

补

淫羊藿

辛香，甘，温，入肝、肾。补命门，益精气，坚筋骨，治绝阳不兴、绝阴不产。

锁　阳

甘，温。补阴，益精，兴阳，润燥滑肠。

肉苁蓉

见肾补。

益智仁

见脾补。

蛇床子

见三焦补。

仙　茅

辛，热。助命火，益阳道，明耳目，补虚劳，暖筋骨。治失溺、心腹冷。气精寒者宜之。制用。

胡　桃

见肺补。

韭 子

见肾补。

阳起石

咸，温。补命门，治阴痿精乏、子宫虚冷。真者难得。

鹿 茸

甘、咸，温。补右肾精气，暖肾助阳，添精补髓，健骨，治一切虚损。酥炙用。

麋茸，功用相仿，温性差减。

桑螵蛸

见肾补。

和

沉 香

辛、苦，温，入右肾命门。暖精助阳，温中，平肝下气而坠痰涎。降而能升，故又理气调中。阴虚者勿用。磨汁服。

攻

牵牛子

见肺攻。

热

破故纸

辛、苦，大温，入心包、命门。补相火以通君火，暖丹田，壮元阳，能纳气归肾。

附　子

见通行热。

天　雄

附子细长者为天雄。大燥回阳，补下焦肾命阳虚，逐风寒湿。为风家主药，发汗久，止阴汗。

胡卢巴

苦，温，纯阳，入命门。暖丹田，壮元阳。治肾脏虚冷，除寒湿。

肉　桂

见肝热。

川　椒

见肺热。

大茴香

辛，温。暖丹田，补命门，开胃下食，调中止呕。治寒疝。

石硫黄

见大肠热。

奇经八脉

补

当 归

见肝补。

白 芍

见肝补。

鹿 角

见肾补。

牛 髓

见肾补。

猪脊髓

补虚劳，益骨髓。治脊痛，除蒸。

龟 板

见肾补。

和

川 芎

见胆和。

泽 兰

见脾和。

广木香

见三焦和。

香 附

见通行和。

紫石英

甘、辛，温。重镇怯，润去枯。治心神不安、肝血不足，走冲任二经，暖子宫。疗女子血海虚寒不孕。火煅醋淬，研末水飞。

攻

王不留行

甘、苦，平。阳明冲任血分之药，其性行而不住。通血脉，除风，利便。治金疮、痈疽，出竹木刺。

桃 仁

见肝攻。

散

升 麻

见脾散。

柴　胡

见胆散。

羌　活

见膀胱散。

藁　本

见膀胱散。

寒

白　薇

苦、咸，寒。阳明冲任之药。利阴气，清血热，调经。

热

附　子

见通行热。

吴茱萸

见肝热。

不循经络杂品

补

旋蕾①

即旋花。甘、辛，温。补劳损，益精气，主续筋。凡筋断者取旋蕾根捣汁，沥入，仍以渣敷之，日三易，须令断筋相对，半月后即相续如故。蜀儿奴逃走多刻筋，以此续之，百不失一。

南烛②

苦、酸、涩，平。补阴，止泄，除睡。

子，酸、甘、平，补阴固精。

榛子

甘，平。调中益气，开胃实肠。

南瓜

甘，温。补中益气。同羊肉食则壅气。

黍

甘，温。益气补中。多食作烦热。

---

① 旋蕾（fú 福）：旋花。生田野，随地蔓延，夏天开漏斗状合瓣花，色淡红，又名鼓子草。

② 南烛：为杜鹃花科植物乌饭树的叶。

稷

甘，平。益气和中。

粱

甘。益气和中，除烦，利便。

黄粱，平。白粱、青粱，微凉。

小 米

咸、淡，微寒。补虚损，益丹田，开脾胃，利小便。

秫

甘，微寒。益阴。治肺疟及食鹅鸭成癥，阴虚不眠。

穇 子①

甘，涩。补中益气，厚肠胃。

高 粱

甘，温而涩。温中，涩肠胃。黏者与粟米同功。

玉蜀黍

甘，平。调中开胃。

菰 米

甘，冷。解热，调肠胃，救荒。

东墙子

甘，平。益气，坚筋骨。

---

① 穇（cǎn 惨）子：一年生草木植物的子实，可食，也可做饲料。

蓬草子

酸、涩，平。作饭无异粳米。有黄蓬、青科、飞蓬三种。

菵草米①

甘，寒。去热，利肠胃，益气力。

蓍草子②

甘，平。补虚，温肠胃，止呕逆。

稗

辛、甘、苦，微寒。益气，宜脾。

粥

糯米、秫米、黍米，甘温益气，治脾胃虚寒；粳米、籼米、粟米、粱米，甘平益气，养脾胃，利小便，止烦渴。

按：粥饮之化痰甚易，晨食行阳不致成痰，晚食行阴即易成痰也。

蚕　豆

甘、涩，温。补中益气，涩精实肠。

雉　鸡

酸、甘，微寒。补中益气，止泄痢，治蚁瘘。

---

① 菵（wǎng 网）草米：一种禾本科的田间杂草，又名水稗子。其实似燕麦，又称菵米。

② 蓍（shī 师）草子：又名自然谷、禹余粮。莎草科植物，生海滨沙地，种子可食。

油 鸭

甘，平。补中益气。

斑 鸠

甘，平。益气明目，治噎。

牛皮胶

甘，平。补阴润燥。治血症痈疽，通大便。虚热人宜之。

【眉批】补虚用牛皮胶，去风用驴皮胶。

驴 肉

甘，凉。补益气血。治劳损。

驴溺，辛、寒，杀虫，治反胃噎膈。须热饮。

田 鸡

甘，寒。解热毒，利水消肿，补虚损。产妇尤宜。

鲢 鱼

甘，温。温中益气，发疮。

勒 鱼①

甘，平。开胃暖中。作鲞②尤良。

石首鱼③

甘，平。开胃益气。白鲞，消宿食，理肠胃，治下痢

---

① 勒鱼：又名鲞鱼、白鳞鱼。
② 鲞（xiǎng 响）：指剖开晾干的鱼。
③ 石首鱼：又名黄花鱼、石头鱼。

腹胀。炙食能消瓜成水。

鲥 鱼①

甘，平。补虚劳。

鲳 鱼

甘，平。益气力。

鲫 鱼

甘，温。诸鱼属火，独鲫鱼属土。和胃，实肠，行水。

鳊 鱼②

甘，温。调胃助脾，利五脏。和芥食，能助肺气，去胃风。

鲻 鱼③

甘，平。开胃，利五脏。与百药无忌。

草 鱼

甘，温。暖胃和中，发疮。

青 鱼

甘，平。益气力。治脚气脚弱。

胆，苦、寒，泻热，治目疾、喉痹，疗鱼骨哽。

---

① 鲥鱼：又名瘟鱼、三黎。
② 鳊鱼：又名鲂鱼、法罗鱼。
③ 鲻鱼：又名子鱼、白眼、梭鱼。

鲤 鱼

甘，平。下水气，利小便。

胆，苦、寒，明目。骨，疗鱼骨哽。

乌 鱼

甘，寒。祛风，下水，利肠。

胆，苦、甘，治喉痹。

银 鱼

甘，平。宽中健胃。

泥 鳅

甘，平。暖中益气，醒酒，收痔。

鳗

甘，平。补虚损，去风杀虫，治骨蒸劳瘵。海鳗同。

虾

甘，温。托痘疮，壮阳道，吐风痰，动风热。

海 虾

甘、咸，平。祛风杀虫。

蛏

甘、咸，平。补虚去烦热。主冷痢。

江珧柱①

甘、咸、微温。下气调中，利五脏，消宿食。

---

① 江珧柱：俗称的干贝，是江瑶（贝壳类动物）的柱头肉。

西施舌

甘、咸，平。益精，润脏腑。

和

三　柰

辛，温。暖中辟恶，治寒湿虫牙。

路路通

形似杨梅而较大，刺长尖锐。入火熏之，幽香清烈，顾名思义，宜为表散药中之向导也。古书不载，近多用之。

落得打

甘，平。行血止血，治跌打、金疮。用根。

奶酣草

辛，温，芳香。和中辟恶。

木　棉

甘，温。治血崩、金疮。或棉、或布烧灰用。

花油，即木棉子油，辛、热、微毒，治疮疥，损目。

银　花

甘，平。除热解毒，养血疗风。治血痢、疮毒，宽膨。性极中和，多用乃效。

藤叶名忍冬，性同。

管 仲

苦，微寒。解邪热之毒，去瘀，软坚，杀虫。浸水缸中日饮其水，能解时疫。

玉 簪

辛、甘，寒。解一切毒，下骨哽，损齿极速。

茵 芋

辛、苦，微温。治风湿拘挛痹痛。炙用。

莽 草

辛、苦，温。去风湿，治头风痛肿。制用。

卷 柏

生用，辛、平，破血，治淋结。炙用，辛、温，止血，治肠风。

豨莶草

苦，辛。生用寒，熟用温。长于去风湿，治麻痹而能燥血，并不补益。酒拌蒸晒九次。

天仙藤

苦温，疏气活血，治妊娠水肿。

土连翘

苦，温。治风寒湿痹、扑损疼痛。

月月红

甘，温。活血消肿。

地　锦

辛，平。通流血脉，散血止血。

烟

辛，温。行气辟寒，治山岚瘴雾。其气入口不循常度，顷刻而周一身，令人通快。然火气熏灼耗血损年。

烟筒中水解蛇毒。

松　香

苦、甘，温，燥。祛风去湿，化毒生肌。入葱管内煮白用。

松毛，苦、温，治风湿诸疮，生毛发。

松节，苦、温、燥，治骨节间风湿，能燥血中之湿。

紫檀香

咸，平，入血分。和血止血，消肿毒。

降　香

辛，温。辟恶止血，疗金刃伤。

枫香脂

辛，平。调气血，解毒。功与乳香相近。

苏合油

甘，温。走窜通窍开郁，辟一切不正之气，杀精鬼。

樟　脑

辛、热，香窜。能于水中发火，通窍，除湿，杀虫。

桑　枝

苦，平。祛风利水，治手足风寒湿痹。

桑　根

治小儿惊痫，及敷鹅口疮大效。取东南行者，研汁用。

楮　实

甘、寒而利。消水软坚，疗骨哽。

皮，甘、平，行水。叶，甘、凉，祛湿热，治痢。

水　杨

苦，平。行气血，取枝叶煎洗，治痘疮浆滞不起。

西河柳

甘、咸，平。消痞，疗风解毒，亦散痧疹热毒。

臭橘叶

辛，温。解毒，治下痢、喉瘘。

荔枝核

甘、涩，温。散滞气，辟寒湿，治胃脘痛。形肖睾丸，故亦治癞疝卵肿。煅用。

荔枝，甘、酸、热，止呃逆。多食发热，龈肿衄血。壳，发痘疮。

石榴皮

酸、涩而温。涩肠，止泄痢、崩带、脱肛，杀虫，乌须。能恋膈成痰，积未尽者勿服。

石榴，治泻痢，多食损肺坏齿。榴花千叶者，治心热、吐血、衄血。

香　团①

苦、甘、酸、辛。下气消食，快膈化痰，能去浊恶之气。治饮酒人口气，孕妇口淡不思食。

花　红

酸、涩、甘，温。生津，治泄精、水痢。多食发热，闭百脉。

杨　梅

酸、甘，温。去痰止呕，消食生津，和利五脏，能涤肠胃除恶气。烧灰服，断下痢甚验。多食发热，衄血。

萱　草

甘，微凉。去湿热，通小便，利胸膈，明目。

根，利水气，治淋浊，吐衄。

慈　姑

苦、甘，微寒。行血，能下石淋，治百毒。

胡　荽

辛、温香窜。辟一切不正之气，发痘疮，疗沙疹，止头痛，通小腹气及心窍，消谷利肠。

胡荽菜，久食损精神，令人多忘，发腋臭。

萝　卜

辛、甘，平。生食升气，熟食降气。化痰消食，散

---

① 香团：又名香栾，柚的一种。

瘀，制面毒、豆腐毒。

菜，辛、苦、温，功用略同。

胡萝卜

甘，平。宽中，下气，散滞。

紫　菜

甘、咸，寒。软坚，消瘿瘤积块，治热气烦塞咽喉。

蓬蒿菜

甘、辛，凉。和中消痰，利肠胃。

荠菜子

甘，平。去风热，明目。

花，治久痢，辟蚊蛾。

白　菜

甘，平。利肠胃，除烦，消食下气，和中。

黄芽菜，尤益人。

油　菜

辛，温。散血，消游风丹肿。

子，功用略同，治产难。油，能杀虫。

黄花菜

甘、微苦，微寒。通结气，利肠胃。

龙须菜

甘、寒，微咸。清热，消瘿，利小便。

葫　芦

甘、平而滑。利水，消肿胀。

茄　子

甘、寒而利。散血宽肠，动风发病。能伤女人子宫。

茄根，散血消肿。

香　芋

甘、辛，寒。熟食厚肠胃，止热嗽。研水生服解药毒。

芋　艿

辛、平，滑。宽胃口，通肠闭。

炊单布

菜名也。治坠马及一切筋骨损。或谓是久用炊布者非。

香　蕈

甘，平。破血治风。

松蕈，治溲浊不禁。土菌，甘、寒，烧敷疮疥。

蘑　菇

甘，寒。理气化痰，益肠胃。

黄　豆

甘，温。宽中下气，利大肠，消水肿痘痈。

豆油，辛、甘、热，涂疮疥。

豌 豆

甘，平，属土。治吐逆、泄痢、腹胀。

黎 豆

甘、微苦，温。益气温中。

荞 麦

甘，寒。降气利肠，治肠胃沉积。

野 麦

甘，平。滑肠，可救荒。

穬 麦①

甘，微寒。补中除热。

米 醋

酸、苦，温。散瘀除癥，敛气血，消痈肿而损胃。

自然铜

辛，平。主折伤。续筋骨，散瘀。火煅醋淬，甘草水飞。

古文钱

辛，平。治目中障瘀，横产，五淋。亦可煮汁。

密陀僧

辛，平。镇惊劫痰，止血消积，杀虫，疗肿毒，灭瘢

---

① 穬（kuàng 旷）麦：有芒的谷物，指稻麦。

皯①，治疮痔。出银坑，今以倾银炉底代之。

白矾

酸、咸，寒，性涩而收。燥湿，涌涎，化痰，除风，止血，通二便，杀虫，除痼热在骨髓。生用解毒。多服损心肺，伤骨。

绿矾

酸，凉，涩收。能燥湿，消积，化痰，利小便，解毒，杀虫。主治略同白矾。

煤炭

甘、辛，温。治气血痛，及痰痫疮伤。中其毒者以冷水解之。

无名异

甘，咸，和血生肌，治疮伤。

石燕

甘，凉。利窍，行湿热。治淋带、目障。

石蟹

咸，寒。明目，解金石药毒。

立春节雨水

甘，平。宜煎发散及补中益气药。

又立春、清明二节贮水亦名神水，浸造诸风脾胃虚损

---

① 皯（gǎn 赶）：脸上黑斑。

丹丸，久留不坏。

小满芒种白露三节雨水
皆有毒。造药、酿酒易坏，饮之生脾胃疾。

梅雨水
洗疮疥，灭瘢痕。入酱易熟。

端午午时雨水
宜造疟痢、疮疡、虫蛊诸丹丸。

神 水
端午午时有雨，急伐竹竿，中必有水，名为神水。甘，寒。清热化痰，定惊安神，治心腹积聚及虫病。

寒露冬至大寒小寒四节雨水
宜浸造滋补药及痰火积聚、虫毒丹丸。

腊日雨水
与寒露、冬至、大寒、小寒、雨水同。

液雨水
立冬后十日为入液，至小雪为出液。能杀百虫，宜煎杀虫消积之药。

霜
甘，寒。解酒热，敷痱疮。

腊雪水
甘，寒。治时行瘟疫、伤寒、火暍。抹痱。春雪有虫，不用。

冰

甘，寒。治伤寒阳毒昏迷，解烧酒毒。

潦　水

甘，平。宜煎。调脾胃去湿热之药。降注雨水为潦，淫雨亦为潦。

半天河

竹篱头及空树穴中水也。甘，微寒。治鬼邪蛊毒，洗疮。

东流水

性顺疾速，通膈下关，荡涤邪秽。

逆流水

性逆而倒上，宜吐痰饮。

井　水

甘，凉。清热助阴。平旦新汲者佳。

醴　泉

甘，平。治鬼气邪秽，及心腹痼疾。

乳穴水①

近乳穴处流②出之泉也。甘，温。久服肥健能食，体润不老。

---

① 乳穴水：岩洞中涓涓流出的水，烧开后水面浮有细盐粒，功效与钟乳相似。
② 处流：光绪本、审治本同，同治本作"内涌"。

玉井水

有玉山内之泉水也。甘，平。久服体润，毛发不白。

温　泉

辛、热，微毒。患癣疥、风癞、杨梅疮者，饱食入池，久浴取汗。

阿井水

甘、咸，平。性趋下，清而且重。治瘀浊及逆上之痰，下膈止吐。

泉　水

出山岩间者是也。甘，平。治霍乱烦闷呕吐。山有毒草、恶石者，不可用。

海　水

咸，微温，有小毒。浴风癣吐，下宿食胪胀。

地　浆

甘，寒。阴中之阴，治热毒中暍，解诸毒。

生熟汤

调和阴阳，治霍乱吐泻。

荠　水

即作黄荠菜水也。酸，咸。吐痰饮宿食。

桑柴火

能助药力。凡一切补药诸膏，宜此火煎之。

栎炭火

力紧，宜煅炼金石药。

烰炭火①

力慢，宜烹煎炙焙百药丸散。

芦　火

其力不强，不损药力，宜煎一切滋补药。

竹　火

与芦火同。

灯　火

去风，解毒，通经。惟麻油、苏子油燃者可用，余皆损目，亦不治病。

灯　花

止血生肉，敷金疮，治小儿夜啼。

黄　土

甘，平。治泻痢热毒，兼解诸毒。

东壁土

甘，温。治瘟疫，泄痢，疗疮癣。东壁，得初日烘炙，少火之气壮，取真火所照之土，引真火发生之气，以补土胜湿。或用南壁土，取离火所照之气；用西壁土，取西方收敛之气，皆借气以补脾胃也。

---

① 烰（fú 浮）炭火：木柴经不完全燃烧后剩下的炭，可再燃烧生火。

伏龙肝

多年灶心黄土，对釜穴下者是也。辛，温。功专去湿，亦能调中止血，消肿催生。

釜脐墨

辛，温。止血消积，治血病蛊毒、伤寒阳毒，涂金疮。

百草霜

灶突上烟煤也。辛，温。止血消积，治血病及伤寒阳毒，口舌诸疮。

梁上尘

辛、苦，微寒。止血消积，治噎膈中恶、小儿软疮。烧令烟尽，筛取末用。

墨

辛，温。止血生肌，涂痈肿。

鹅

甘，温，有毒。发疮动风，火熏者尤甚。

血，治反胃噎膈。蛋，甘、温，补中益气。

鸽

咸，平。解药毒，治疮癣，及人马久患疥。白色者入药。

蛋，解疮毒、痘毒。屎，名左盘龙，治痞块阴毒，人马疮疥。野鸽者尤良。

白丁香

苦，温，微毒。消积，治疝瘕、积胀、疮疽、咽嗓、齿目诸病。

象 皮

治金疮，长肌肉。外用。

猫 胞

甘、酸，温，治反胃吐食。肉，治劳瘵、鼠瘘、蛊毒。

猪 獾

甘、酸，平。长肌肉，治劳热水胀。

狗 獾

甘、酸，平。补中益气。小儿疳瘦者宜食之。

獭 肝

甘、咸，温。杀虫，治传尸痨，疗鱼骨哽。

肉，甘、咸，寒。治骨蒸、血热、便秘，消阳气。

豭鼠矢①

甘，微寒。治伤寒劳复，阴易腹痛。两头尖者为雄鼠矢。

胆，明目，治聋。肉，治儿疳、鼠瘘。

---

① 豭（jiā 家）鼠矢：雄鼠的粪便。

白　蜡

甘，温。止血生肌，补虚，续筋骨。

原蚕砂

二蚕矢也。辛、甘，温。去风燥湿，治风湿诸病。炒熨患处亦良。

壁　钱

即蟢子窠①。治喉痹、虫牙痛及疮口不敛。

绯　帛

治恶疮肿毒。作膏用，又敷小儿脐未落时肿痛。
五色帛，治堕马及一切筋骨损，拭盗汗。

鲚鱼

甘，温，无毒。发疥，助火动痰。

鲈鱼

甘，平，有小毒。和肠胃，治水气，发疮肿，安胎。

鳜鱼

甘，平，无毒。益气力，补虚，去腹内恶血小虫，治肠风泻血。

鲇鱼

疗水肿，利小便，治口眼歪斜。非佳品也，勿多食。

---

① 蟢子（xǐ 喜）窠：一种蜘蛛的巢穴。蟢子，又名喜子，蜘蛛的一种。

黄颖鱼

甘，平，微毒。发疮疥，消水肿，利小便。反荆芥，害人。

河豚鱼

甘，温，有大毒。味虽美，修治失法，常杀人。

比目鱼

甘，平，无毒。补虚，益气力。多食动气。

金鱼

甘、咸，平。治久痢。

海蛇

咸，平。治妇人积血、小儿风疾。

瓦楞子

甘、咸，平。消痰，破血癖。

人骨

治骨病臁疮，能接骨。取焚弃者。

胎骨，有毒，服之伤生。

脐带

止疟，解胎毒，敷脐疮。

指甲

性平。治难产，去目中翳障。取孕妇指上者。

口津唾

甘、咸，平。辟邪，明目，消肿毒。

月　水

咸、热而毒。解毒箭，治女劳复。

月经衣，熨金疮血涌，烧服治虎狼伤及箭镞入腹。

裤　裆

洗汁，治女劳。复烧灰，治阴阳易。男病用女，女病用男，取近阴处者。

攻

莞　花

苦、辛，微寒。行水，破积聚癥瘕，荡涤肠胃饮食、痰饮，治伤寒、温疟。

败　蒲

草名也。破血，治霍乱恶疮，跌扑瘀血。

藜　芦

辛，寒，至苦。治蛊毒、喉痹，杀虫。入口即吐，风痫症用之。服后吐不止者，饮葱汤即止。与酒同用杀人。

茴　茹

辛，寒。破血排脓，蚀恶肉，杀疥虫。

常　山

辛、苦，寒性猛烈。能引吐，行水，祛痰饮，截疟。与甘草同用，或生用。多用则吐。若酒浸炒透，但用钱许，未见其尽吐也。

马鞭草

苦，微寒。破血消胀，杀虫，治癥瘕、疟毒。

使君子

甘，温。杀虫，治小儿疳积。多食伤脾食，后饮热茶作泻。

【眉批】杀虫之药多苦、辛，使君子，甘而杀虫，与榧子同，皆为小儿。

天名精

辛、甘，寒。破血吐痰，泻热解毒。

根，名杜牛膝，功用相同，洗痔良。

刘寄奴

苦，温。破血，下胀，除癥，止金疮血。多服令人吐利。

续随子

辛，温。行水破血，解毒利肠。长于利水而攻击猛鸷，虚者勿服。研去油用。

凤仙子

微苦，温。软坚，透骨，通窍。治产难、骨哽，消积块。最能损齿，与玉簪根同。

花，甘、温而滑，活血消积，治蛇伤。根、叶，苦、甘、辛，散血软坚，治杖扑肿痛、鸡鱼骨哽及误吞铜钱。

蓖麻子

辛、甘，热。能开通诸窍经络，出有形滞物，利水气拔毒。外用屡效，内服宜慎。食蓖麻一生不得食炒豆，犯之胀死。

【眉批】鹈鹕油，能引药气入内；蓖麻油，能拔病气出外。

大枫子

辛，热。治疮疥，杀虫，劫毒。

杉 木

辛，温。洗毒疮、漆疮。除心腹胀满，脚气肿痛。

柞 木

苦，平，下行。利窍催生。用旧凿柄上卷转者尤佳。

肥 皂

辛，温。泻热毒，除风湿，去垢腻，疗疡毒。

干 漆

辛，温，毒烈。功专行血，杀虫，破年深积滞瘀血。炒至烟尽用。得蟹则成水。

八角金盘

苦、辛，温，毒。其气猛烈，疗麻痹，打扑瘀血。

莱菔子

辛，温。破气。生用，能吐风痰、散风寒。炒熟，治喘嗽下痢，消食止痛。其治痰有冲墙倒壁之功。

【眉批】莱菔子吐气痰，藜芦吐风痰。

银　朱

辛，温，燥烈。破积滞，劫痰涎，兼疗疮疥，杀虫虱。

水　银

辛，寒，阴毒，性滑。重直入肉，功专杀虫，解五金毒，堕胎绝孕。同枣肉、人唾研则碎。

石　灰

辛，温，毒烈。燥湿，散血，生肌，灭瘢疵，杀疮虫。风化者良。

古矿灰，火毒已出，治顽疮，敛疮口。

砒　石

辛、苦，酸，大热，大毒。燥胸膈之痰，可作吐药，杀虫。出信州，锡之苗也。炼者名砒霜，尤烈。

礜　石

辛，大热而毒。攻寒积，性气与砒石相近。

硇　砂

咸、苦、辛，热。消食破瘀，热毒之性能烂五金、化人心为血。

硝　石

辛、苦、微咸，大热，毒烈。破积散坚。

碱

辛、苦、涩，温。消食，磨积，去垢，除痰，点痣疣，发面。

䗪虫

咸、寒，有毒。搜剔血积，接折伤，治木舌，通乳。

蝼蛄

咸，寒，性急，有毒。行水。腰以前甚涩，能止二便；腰以后甚利，能通二便。

水蛭

咸、苦，平，有毒。破血，治恶血积聚，及丹毒，可染须。

斑蝥

辛，寒，毒。专走下窍，逐败物，治石淋、瘰疬，溃肉，堕胎，下猘犬毒。外用蚀死肌、敷疮疥。

蜂房

甘，平，有毒。杀虫，治痈疽，惊痫，牙痛。

鼠妇

酸，温，微寒。治气癃月闭，血瘕寒热，利水道，堕胎。

蛴螬

咸，微寒，有毒。治血瘀痹气、胁下坚满、破折、金疮，下乳，疗目疾。以背反行者真。

蜣螂

酸，寒，有毒。主癫痫，腹胀，寒热，奔豚。疗疮，堕胎。

蛇　蜕

甘、咸而毒。性窜善,去风,能杀虫辟恶。皂荚水洗,炙用。

牙　齿

咸,热,有毒。为痘疮劫剂。

散

开金锁

苦,平。祛风湿。

谷精草

辛,温,轻浮。明目,兼治头风、喉痹。

木贼草

甘、苦,平。治目疾。有升散火郁、风湿之功。去节能发汗,多服损肝。

青葙子

苦,微寒。除风热,治目疾。瞳子散大者勿服。

决明子

甘、苦、咸,平。祛风热,治目疾。作枕,能去头风。

蔓荆子

苦、辛,平。升散搜风,通利九窍。治头面风虚之症。

蝉　蜕

甘，寒，轻清。散风热，发痘疹，退目翳。治皮肤疮疹，及小儿夜啼。

蚱蝉，去热，治小儿惊痫、夜啼，又能下胞胎。

寒

角　蒿

辛、苦，有小毒。治恶疮有虫，及口齿疮。

蚤　休

苦，微寒。专理痈疽，除虫蛇毒，兼治惊痫。

大　蓟

甘、苦，凉。破血退热，治吐衄、肠痈。

小蓟，功用相同而力微。

紫花地丁

辛、苦，寒。泻热解毒。治疮疽。

白　蔹

苦、辛、甘，寒。除热泻火毒，散结气，治疮疽。敛疮方中多之。

赤蔹，功用同。

元宝草

辛，寒。补阴，治吐血、衄血。

金星草

苦，冷。泻热，消肿毒。治痈疽，并鲜丹石毒。

雀梅叶

酸，寒。泻热解毒，能治乳痈、便毒。

木鳖子

苦、微甘。治泻痢、疮毒，生肌除䵟，专入外科。番木鳖，治喉痹，消痞块。

万年青

甘、苦，寒。治咽喉急闭。捣汁入醋用。

子，可催生。

雪里青

苦，大寒。捣汁，治咽喉急闭。

淡竹叶

甘、淡，寒。利小便，除烦热，有走无守。茎叶似竹，非竹叶也。

冬葵子

甘，寒，淡，滑。润燥利二便，通营卫，消水肿，滑胎。根叶同功。

蜀葵花，寒、润，滑利，治淋带气血燥。

鸡冠花

甘，凉。治痔漏下血，痢疾崩带。

子，治肠风，功用略同。苗，治疮痔及血病。

山慈姑

甘，寒，微辛。清热散结，解毒。

景　天

苦、酸，寒。纯阴之品，独入离宫，专清热毒，疗火丹游风。

海　苔

咸，寒。软坚，消瘿瘤结气。

海　藻

苦、咸，寒。软坚泻热，消瘿瘤结核，及痰水湿热。

海　带

下水，消瘿，功同海藻。

昆　布

功同海藻，性雄而滑。治瘿瘤噎膈、顽痰积聚。

侧柏叶

苦，寒，燥，涩。最清血分湿热，治一切血症、风湿、诸痹、历节风痛。

柏皮，治火灼烂疮，长毛发。

山茶花

甘，寒，微辛。凉血，治吐衄。用红者。

胡桐泪

苦、咸，大寒。入骨泻热，软坚杀虫，治咽喉口齿诸病。

棕　榈

苦，涩。泄热，收脱。烧黑，能止远年下血。

梓白皮

苦，寒。除热，去三虫，治目疾。

甘李根皮

大寒。治心烦消渴，气逆奔豚。

木　槿

苦，凉。泻热，活血润燥，治虫癣。作饮服，令人得睡。

紫　参

苦、辛，微寒。除肠胃大热，利窍，通二便，益精，去心腹枳聚、肠中聚血，疗疮肿，治痢。

樗根皮

苦，寒。燥湿热，涩肠，入血分而涩血，兼去肺胃陈痰，治湿热诸病，有断下之功。

椿　皮

功用与樗以相仿，而力稍逊。入丸散不入汤剂。

乌桕皮

苦，凉，性沉而降。利水通肠，泻热毒。

西　瓜

甘，寒。解暑，清热利便。多食伤脾、助湿。

菱

甘，寒。清暑安中。多食损阳气，令人腹胀，服暖姜酒即解。

茶

苦、甘，微寒。肃清上膈，下气消食，去痰热，除烦渴，清头目，醒昏睡。能清神，解酒食油腻、烧炙之毒，止痰厥头痛。与姜同煎治痢，并能消暑。

孩儿茶

以茶末埋土后熬成者。苦、涩，微寒。清上膈热，化痰生津，止血收湿，涂疮肿。

荸荠

甘、寒而滑。消食攻积，除胸中实热。能毁铜。

水芹

甘，平。去伏热、风热，利肠，治崩带、黄病。

旱芹

甘，寒。除烦热，散结，下瘀血，止霍乱。

苋菜

甘，冷。除热，通九窍，利肠，滑胎，治痢。忌与鳖同食。

子，祛肝风客热，明目。

马齿苋

酸，寒。散血祛风，杀虫，利肠，滑产，治疮。亦忌鳖。

子，明目。

菜　瓜

甘，寒。利肠胃，去烦热。

黄　瓜

甘，寒。清热，利水道。

王　瓜

即土瓜根。苦，寒。泻热利水，行血滑肠，治天行热疾。主治略似瓜蒌，惟实热壅滞者宜用之。

鱼腥草

辛，微寒。泻热解毒，治疮断、痁疾①。

蔓菁子

苦、辛，平。泻热利水，明目解毒，敷疮疽。
根，解酒毒，涂热毒。叶，消食下气。

蕨

甘，寒，滑。去暴热，利水。亦可澄粉食。

海　粉

甘、咸，寒。润化坚顽热诸痰，消瘿瘤积块，治烦热，养阴气。

酱

咸，冷，利。解药食汤火诸毒。宜用豆酱。

---

① 痁（shān 山）疾：即疟疾。

凝水石

辛，咸，大寒。能治时气热盛。

鹊

甘，寒。消结热，去风通淋。用雄者。

马　肉

辛、苦，冷。有毒不宜食。白马溺，辛、寒，杀虫，消癥。

兔　屎

辛，平。杀虫，明目，解毒，治痨瘠疮痔。

肉，凉血，解热毒，利肠。

五谷虫

寒。治热病、毒痢，疗疳。

蜗　牛

咸，寒。清火解热，治喉痹、痔漏、小儿惊痫，解蜈蚣毒。

蜒蚰，治疮毒，涂热毒痔漏，解蜈蚣毒尤良。

白颈蚯蚓

咸、寒而性下行。泻热利水，治大热，疗肾风脚气。

蚯蚓泥，甘、寒，泻热解毒，治久痢肿毒。

蚌　粉

咸，寒。解热燥湿，化痰消积，明目，止痢止呕。

肉，咸、冷，功用相仿，兼治崩带、痔瘘。

蚬　粉

与蚌粉同功。肉，亦与蚌肉同。

蛳　壳

咸，大寒。洗鹤膝风，涂湿烂疮。

田　螺

甘，大寒。利湿清热，能引热下行，通二便，治毒痢、目赤、痔疮。

螺　蛳

甘，寒。泻热，利二便，明目下水。壳，泻湿热，治痰饮积、胃脘痛，及疮痔汤火伤。取泥中及墙上年久者。

海　蛳

咸，寒。泻热，治瘰疬结核，宽胸。

蟹

咸，寒。散血除热，通经续筋骨，伤血动风。蟹爪，堕胎。

人中白

咸，凉。降火散瘀，治劳热、疮疳。

热

草乌头

辛、苦，大热。搜风胜湿，开顽痰治顽疮。以毒攻毒，颇胜川乌。然毒无所制，不可轻投，姜汁炒或豆腐煮。

胡　椒

辛，大热。温中快膈，下气消痰，解毒，治胃寒吐水，齿痛，最能僭上。

毕澄茄

即胡椒之大者，乃一类二种也。主治略同。

虎　骨

辛，温。属金而制水，追风健骨，定痛辟邪。治头风、惊痫用头骨，手足风用胫骨。

肉，酸、平，益气力，止唾，辟精魅。

肚，治反胃。睛，治小儿夜啼。爪，辟邪鬼。

内景经络图

内景图 周身图

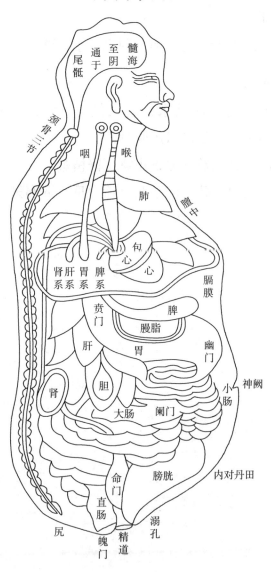

手太阴肺经 左右共二十二穴

云门
天府
侠白
中府
尺泽
孔最

列缺

鱼际
太渊
经渠

少商

足太阴脾经左右共四十二穴

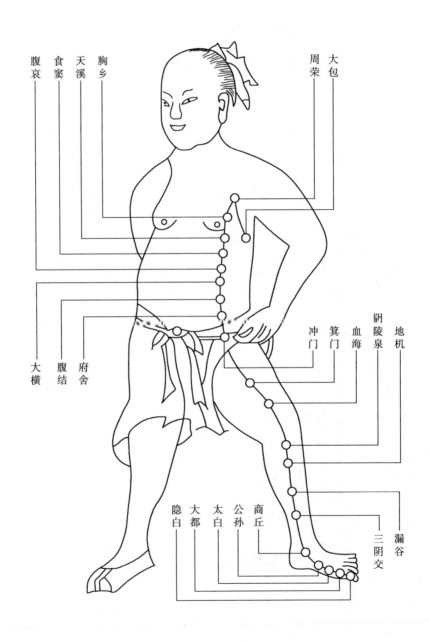

腹哀
食窦
天溪
胸乡

周荣
大包

阴陵泉
地机
血海
箕门
冲门

大横
腹结
府舍

漏谷
三阴交

隐白
大都
太白
公孙
商丘

手阳明大肠经左右共四十八穴

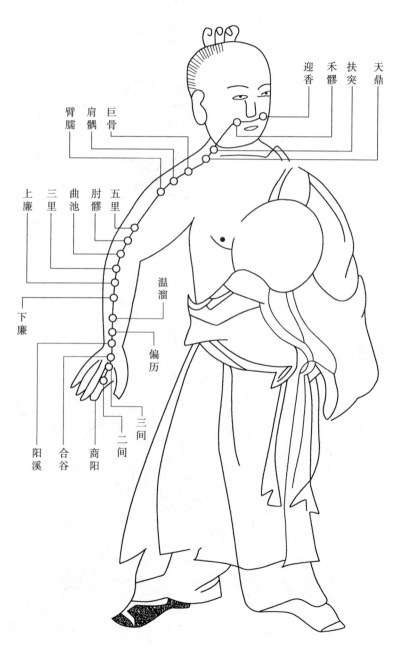

足阳明胃经左右共九十穴

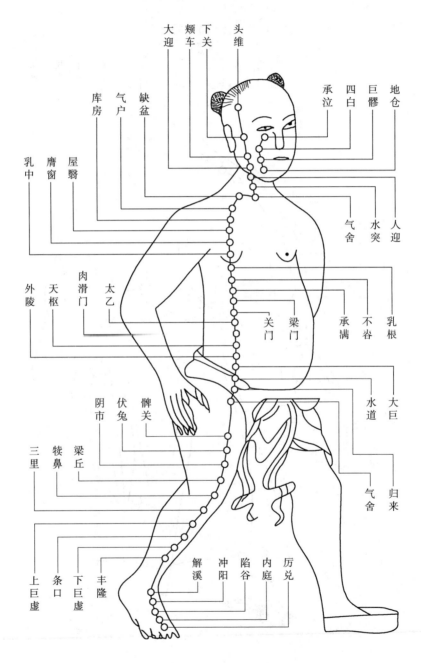

头维　下关　颊车　大迎

缺盆　气户　库房

承泣　四白　巨髎　地仓

人迎　水突　气舍

乳中　膺窗　屋翳

太乙　肉滑门　天枢　外陵

关门　梁门　承满　不容　乳根

大巨　水道

髀关　伏兔　阴市

气舍　归来

三里　犊鼻　梁丘

上巨虚　条口　下巨虚　丰隆

解溪　冲阳　陷谷　内庭　厉兑

手少阳三焦经 左右共四十六穴

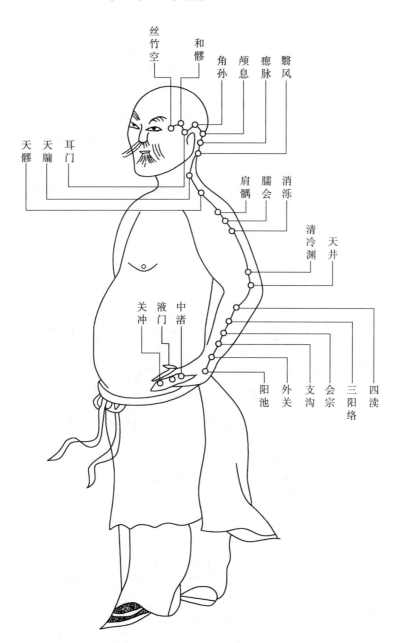

足少阳胆经左右共八十八穴

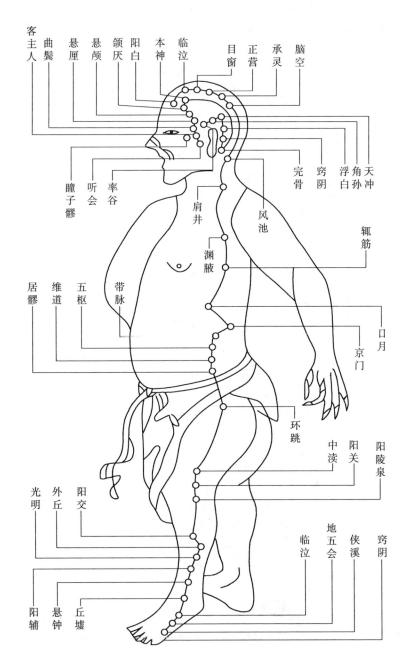

客主人 曲鬓 悬厘 悬颅 颔厌 阳白 本神 临泣 目窗 正营 承灵 脑空

瞳子髎 听会 率谷 肩井 风池 完骨 窍阴 浮白 角孙 天冲

渊腋 辄筋

居髎 维道 五枢 带脉 口月 京门

环跳 中渎 阳关 阳陵泉

光明 外丘 阳交 地五会 侠溪 窍阴 临泣

阳辅 悬钟 丘墟

手厥阴心包经 左右共十八穴

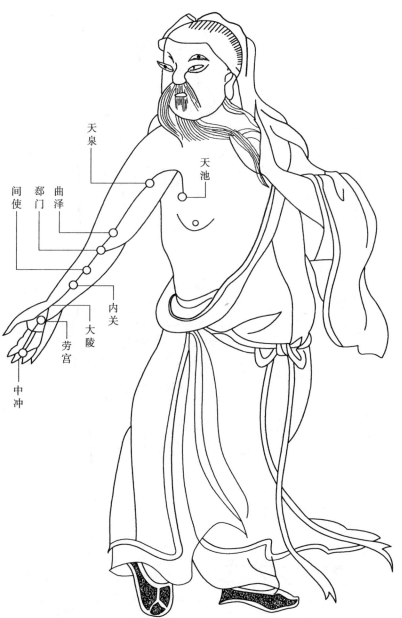

天泉

天池

间使
郄门
曲泽

内关

大陵
劳宫

中冲

足厥阴肝经 左右共二十八穴

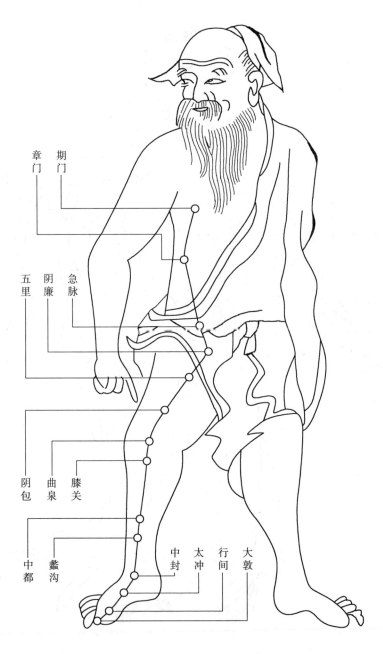

章门　期门

五里　阴廉　急脉

阴包　曲泉　膝关

中都　蠡沟　中封　太冲　行间　大敦

本草分经

一八二

手太阳小肠经 左右共三十八穴

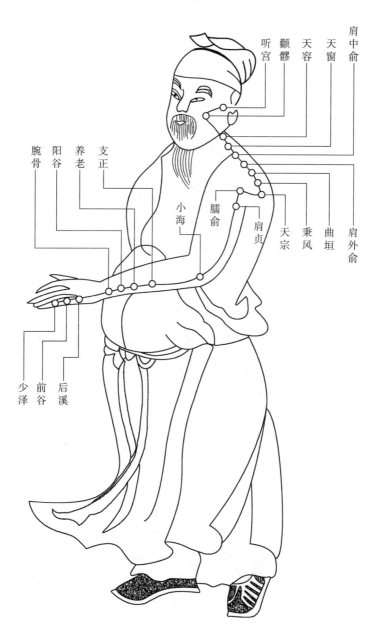

肩中俞
天窗
天容
颧髎
听宫

肩外俞
曲垣
秉风
天宗
臑俞
肩贞

腕骨
阳谷
养老
支正
小海

少泽
前谷
后溪

足太阳膀胱经<small>左右共一百二十六穴</small>

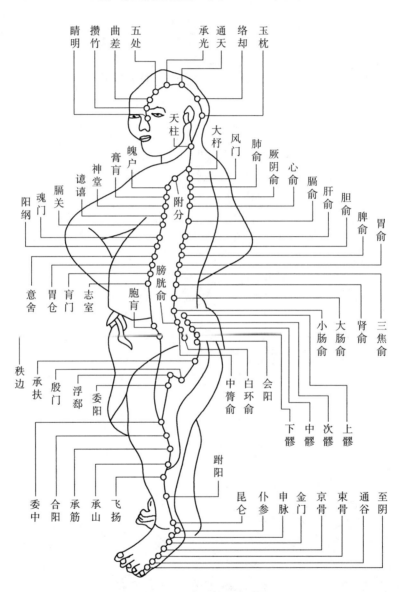

睛明　攒竹　曲差　五处　承光　通天　络却　玉枕
天柱　魄户　膏肓　神堂　譩譆　膈关　魂门　阳纲
风门　肺俞　厥阴俞　心俞　膈俞　肝俞　胆俞　脾俞　胃俞
大杼　附分
意舍　胃仓　肓门　志室　胞肓　膀胱俞
肾俞　三焦俞
秩边　承扶　殷门　浮郄　委阳　中膂俞　白环俞　会阳　小肠俞　大肠俞
下髎　中髎　次髎　上髎
跗阳
委中　合阳　承筋　承山　飞扬　昆仑　仆参　申脉　金门　京骨　束骨　通谷　至阴

手少阴心经左右共十八穴

极泉
青灵
少海
通里
灵道
阴郄
神门
少府
少冲

足少阴肾经左右共五十四穴

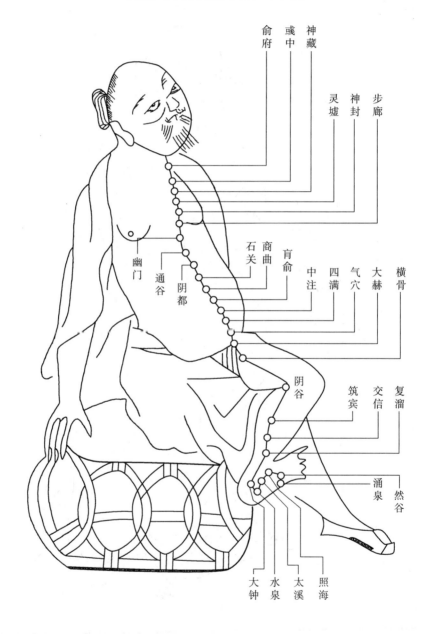

奇经任脉左右共二十四穴

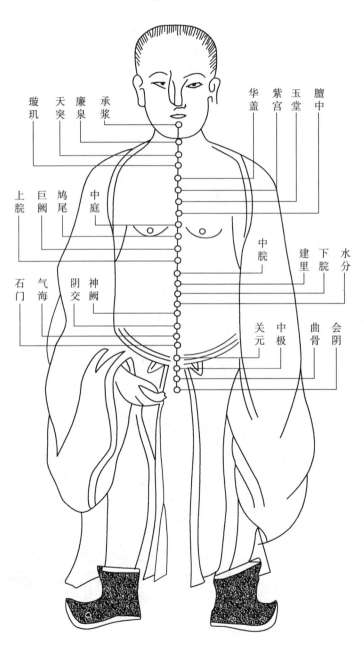

璇玑　天突　廉泉　承浆

华盖　紫宫　玉堂　膻中

上脘　巨阙　鸠尾　中庭

中脘　建里　下脘　水分

石门　气海　阴交　神阙

关元　中极　曲骨　会阴

奇经督脉左右共二十八穴

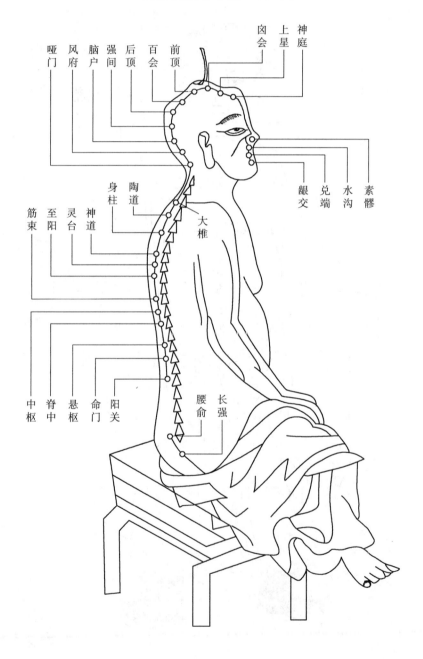

附 余

人参、丹参、沙参、苦参、元参、紫参、细辛、芍药皆与藜芦相反。大戟、芫花、甘遂、海藻皆与甘草相反。半夏、瓜蒌、贝母、白蔹、白芨皆与乌头相反。石决明反云母，硫黄反芒硝，乌头反犀角，水银反砒霜，巴豆反牵牛，丁香反郁金，芒硝反三棱，肉桂反石脂，藜芦反酒黄，颊鱼反荆芥。葱韭与蜜俱相反，醋与蛤肉相反，牛乳与酸物、生鱼相反。

人参畏五灵脂，狼毒畏密陀僧，猬皮与桔梗、麦冬相恶之类。大抵相反则彼我交仇，不宜合用，非比相畏、相恶尚可制伏也。

按：人参畏五灵脂、恶皂荚、反藜芦，而东垣交泰丸用人参、皂荚，是恶而不恶也。古方疗月闭，四物汤加人参、五灵脂，是畏而不畏也。又治痰在胸膈，人参、藜芦同用，而取其涌越，是激其怒性也。又甘草反大戟、芫花、甘遂、海藻，而《胡洽》① 治痰癖，十枣汤以芫花、大戟、甘遂煎枣汤入药末加甘草。东垣治结核，甘草与海藻同用。丹溪治劳瘵，甘草与芫花同用。又黄芪畏防风，而玉屏风散防风与黄芪同用。牛黄恶龙骨，而龙骨得牛黄反良。非洞奥达权不能知也。

凡药，根升而梢降。

五味主用，苦泄甘缓，酸收咸软，淡渗泄，辛散。辛

---

① 胡洽：即《胡洽百病方》，是书二卷，南北朝刘宋·胡洽撰，原书已佚。

甘发散为阳，酸苦涌泄为阴。

苦药平升，微寒平亦升，甘辛药平降，甘寒泻火，苦寒泻湿热，苦甘寒泻血热。

味之薄者，阴中之阳，酸苦咸平是也；味之厚者，阴中之阴，酸苦咸寒是也。气之厚者，阳中之阳，辛甘温热是也；气之薄者，阳中之阴，辛甘淡平凉寒是也。

大毒治病十去其六，常毒治病十去其七，小毒治病十去其八，无毒治病十去其九，毋太过也。

总类便览

草 类

人参通行，补。肺。须、芦、修条。　条参人参注。　高丽参通行，补。肺。　珠参肺，补。　党参脾，补。胃。　东洋参通行，补。　洋参肺，补。　土参肺，补。　北沙参肺，补。　南沙参。　黄精通行，补。肺、脾、胃、三焦。　玉竹肺，补。心。　天生术脾，补。胃。　种白术天生术注。　苍术脾，和。胃。　金毛狗脊肝，补。肾。　桔梗肺，散。胃、心。　升麻脾，散。肺、胃、大肠、奇经。　绿升麻升麻注。　天麻肝，散。柴胡胆，散。肝、奇经。　银柴胡柴胡注。　前胡肝，散。肺、脾、胆、膀胱。　荠苨肺，寒。　淫羊藿命门，补。肝。　秦艽肝，散。胃、胆、大肠。　防风膀胱，散。通行、肺、脾、胃、三焦、肝。　龙胆草肝，寒。胆、三焦、膀胱、肾。　羌活膀胱，散。肝、肾、奇经。　独活肾，散。　巴戟天肾，补。　远志心，和。肾。　锁阳命门，补。　白茅根脾，寒。胃、心。针花。白芨肺，补。　地榆三焦，寒。梢。　白头翁大肠，寒。胃。丹参心，补。心包。　元参肾，寒。　路路通和。　苦参肾，寒。胆、肝。　紫草肝，寒。心包。　白鲜皮脾，寒。胃、小肠、膀胱。　黄连心，寒。脾、三焦、肝。　胡连心，寒。脾、三焦、肝。　川贝母肺，寒。心，补。　象贝川贝母注。　土贝母川贝母注。　冬虫夏草肺，补。肾。　黄芩心，寒。肺、脾、大肠、三焦、胆。　知母肾，寒。肺、肾、三焦、膀胱。　蛇床子三焦补。肾。　白前肺，寒。　白薇奇经，寒。胃。　落得打和。鹤虱通行，攻。　败蒲攻。　开金锁散。　角蒿寒。　莪花攻。　奶酣草和。　泽兰脾，和。肝、奇经。　马兰泽兰注。胃。　省头草泽兰注。　川芎胆，和。心包、肝、奇经。　当归肝，补。心、脾、奇经。　赤芍白芍注。　沙苑蒺藜肾，补。丹皮肝，寒。心包、心、肾。　姜黄脾，攻。肝。　紫花地丁寒。　莪术肝，攻。　三棱肝，攻。　王不留行奇经，攻。胃。香附通行，和。三焦、奇经。　郁金肺，和。心包、肝、心。广木香三焦，和。肺、脾、肝、奇经。　砂仁脾，和。肺、胃、大肠、小肠、肾。　藿香脾，和。肺、三焦。　白豆蔻肺，和。脾、胃、三焦。　草果脾，攻。　肉果脾，热。胃、大肠。　草豆蔻脾，和。胃。　白芷肺，寒。大肠、胃。　荜茇胃，热。大肠。延胡索肝，和。肺、脾、心包。　藁本膀胱，散。奇经。　荆芥肝，散。穗。　破故纸命门，热。心包。　香薷肺，散。　薄荷肺，散。肝。　益智仁脾，补。胃、心、命门。　苏叶肺，散。苏子苏叶注。　苏梗苏叶注。　鸡苏肺，散。　青蒿肝，和。胆。　玫瑰花肝，和。露。　甘松脾，和。三奈和。　甘菊花肝，和。肺、心、肾。　连翘心，和。通行、胆、大肠、心包、三焦。　良姜胃，热。　红豆蔻良姜注。肺、脾。　麦冬胃，寒。肺、心。　漏芦胃，寒。肺、大肠、小肠。　白米饭草肺，和。胃。　红花肝，攻。　胭脂红花注。绛纬。　款冬花肺，和。瞿麦小肠，寒。膀胱、心。　萹蓄肾，寒。　佛耳草肺，和。灯心心，寒。肺、小肠。　茵陈膀胱，寒。脾、胃。　旱莲草肾，寒。　葶苈肺，攻。膀胱。　大青胃，寒。心。　谷精草散。　青黛通行，寒。三焦、肝。　紫菀肺，和。小肠。女菀。木贼草散。　熟地肾，补。脾、肝。　生地肾，补。心包、肝、小肠、心。　鲜生地肾，寒。大肠、胃、小肠、心。　麻黄肺，散。膀胱。根、节。　牛膝肾，和。肝。　青葙子散。　续断肝，补。肾。　芦根胃，寒。三焦。笋。　决明子散。　蕲艾通行，热。脾、肝、肾。　益母草心包，和。肝。　茺蔚子益母草注。　木棉和。　花油木棉注。　马鞭草攻。　附子通行，热。命门、奇经。　侧子附子注。　乌附尖附子注。　天雄命门热。　乌头脾热。　草乌头热。　半夏胃，和。脾、胆。　藜芦攻。　刘寄奴攻。　南星肝，攻。肺脾。　胆星南星注。　牵牛子肺，攻。三焦、命门。　大戟通行，攻。肝。　甘遂通行，攻。肾。　蓖麻子攻。　商陆通行，攻。　芫花通行，攻。根。　牛旁子通行，寒。肺。根。　玉簪和。　菌茹攻。　天名精攻。杜牛膝。　射干肺，寒。脾、肝、心。　管仲和。　续随子攻。　茵芋和。　蚤休寒。　木鳖子寒。番木鳖。　大黄胃，攻。脾、大肠、心包、肝。　莽草和。　紫葳花心包，攻。肝。　常山攻。　蜀漆三焦，攻。　凤仙子攻。花、根、叶。　百部肺，和。　防己通行，攻。三焦、膀胱。　使君子攻。　茜草心包，攻。肝。　银花和。忍冬藤、叶。　马兜铃肺，寒。大肠。根。　瓜蒌三焦，寒。娄仁。　大蓟寒。小蓟。　威灵仙通行，散。　花粉胃，寒。膀胱。　仙茅命门，补。　何首乌肝，补。肾。　天冬肺，寒。肾。　木通小肠，寒。膀胱、脾、大肠、三焦、心包。　五味子肺，补。肾。　通草肺，寒。胃。　白蔹寒。赤蔹。　菟丝子肾，补。脾、肝。　萆薢胃，和。三焦、肝。　菝葜胃，和。肝。　胡卢巴命门，热。　葛根胃，散。脾。花汁。　猴姜肾，和。　白蒺藜肝，和。肺。　钩藤肝，和。心。　卷柏和。　夏枯草肝，和。　泽泻膀胱，寒。肾。　马勃肺，寒。　石菖蒲心，和。　蒲黄心包，和。肝。　旋蕳补。　旋复花肺，和。大肠。根叶。　石斛胃，和。　车前草膀胱，寒。肺、肝。　景天寒。　地锦和。　山豆根心，寒。肺、大肠。　石韦膀胱，寒。肺。　瓦韦石韦注。　冬葵子寒。根、叶、花。　水萍肺，散。　海苔寒。　土茯苓大肠，和。胃。　海藻寒。　海带寒。　豨莶草和。　昆布寒。　雀梅叶寒。　海金沙小肠，寒。膀胱。　苍耳子通行，散。万应膏。　地肤子膀胱，寒。叶。　白附子胃，热。　万年青寒。子。　雪里青寒。　淡竹叶寒。　天仙藤和。　土连翘和。　山慈姑寒。　覆盆子肝，补。肾。叶。　鸡冠花寒。子苗。　蔷薇根大肠，寒。胃。营实。　月月红和。　金星草寒。　元宝草寒。　烟和。烟筒中水。

木　类

松花肺，和。心。　松子肺，和。胃。　柏子仁心，和。脾、肝、肾。　松香和。松毛、松节。　枣仁胆，补。肝、脾、心。　侧柏叶寒。柏皮。　肉桂肝，热。命门。　桂心脾，热。心。　郁李仁胆，和。　桂枝肺，散。膀胱。花、叶。　桑叶胆，寒。　金樱子肾，和。　桑皮肺，寒。　桑枝和。　合欢皮通行，和。心。　桑根和。　桑葚肾补。　女贞子肝，寒。肾。　枳壳通行，攻。　枳实通行，攻。　大枫子攻。　杜仲肝，补。肾。　栀子心，寒。肺、胃、三焦。　五加皮肝，和。肾。　黄肉肾，补。肝。　黄柏膀胱，寒。肾。　蔓荆子散。

乌药肺，和。脾、膀胱、肾。　沉香命门，和。肝。　白檀香肺，和。脾、胃。　乳香通行，和。心。　没药通行，和。　紫檀香和。　冰片通行，散。肺、脾、心。　血竭心，和。肝。枫香脂和。　樟脑和。　丁香胃，热。肺、肾。　安息香心，和。　降香和。　阿魏脾，和。胃。　苏合油和。　厚朴胃，和。脾。　槐实大肠，寒。槐花。　地骨皮肺，寒。肝、肾。诃子肺，和。大肠。　巴豆通行，攻。　山茶花寒。　杉木攻。柞木攻。　没石子肾，热。　辛夷肺，散。胃。　芦荟肝，寒。心。　密蒙花肝，寒。　皂角肺，攻。大肠、肝。　角刺通行，攻。　胡桐泪寒。　肥皂攻。　苏木通行，攻。　海桐皮通行，和。　干漆攻。　秦皮肝，寒。　石楠叶肾，和。　棕榈寒。　芜荑通行，和。　天精草三焦，寒。　楮实和。皮、叶。蕤仁肝，寒。　木芙蓉肺，寒。　木槿寒。　紫参寒。　老鼠刺肝，寒。肾。　南烛补。子。　川楝子肝，寒。膀胱、心包、小肠。　川楝根川楝子注。大肠。　水杨和。　雷丸大肠，攻。胃。　西河柳和。　茯神心，和。黄松节。　茯苓脾，和。肺、心、膀胱。茯苓皮。　赤茯苓茯苓注。心、小肠。　猪苓膀胱，和。肾。　琥珀肝，和。肺、膀胱、心。　天竹黄心，寒。肝。竹叶心，寒。脾、三焦。　竹茹胃，寒。肺、三焦、肝。　梓白皮寒。　竹沥通行，和。　荆沥通行，和。　榆白皮大肠，和。小肠、膀胱。　笋胃寒。　椿皮寒。　樗根皮寒。　乌桕皮寒。　臭橘叶和。　甘李根皮寒。　木蝴蝶肝，和。　八角金盘攻。

果　类

大枣通行，补。肺、脾、心。南枣、生枣。　红枣大枣注。

龙眼肉脾，补。心。　乌梅肺，和。脾。白梅。　胡桃肺，补。三焦、命门。壳、外皮。　荔枝核和。壳、荔枝。　山查脾，和。核。　杏仁肺，和。大肠、三焦。甜杏仁、杏子。　叭哒杏仁杏仁注。　桃仁肝，攻。大肠、奇经。桃子、花、叶。　桃枭桃仁注。　石榴皮和。花石榴。　广皮肺，和。通行、脾。陈皮、橘肉。　橘红广皮注。　化州陈皮广皮注。　橘核肾，和。　橘叶肝，和。　青皮肝，攻。肺、脾、胆、三焦。　木瓜肝，和。肺、脾、胃。　香团和。　佛手柑肺，和。脾。　榛子补。榧子肺和，。　落花生肺，补。脾。　白果肺，和。　芡实脾，补。肾。　枳椇子通行，和。　栗肾，补。大肠。　枇杷三焦，和。　枇杷叶肺，寒。胃。露。　荷叶脾，和。胃。　莲子心补。肾。莲心。　莲须肾，和。心。　藕三焦，和。藕节。　花红和。　石莲子心，寒。胃。　甘蔗胃，寒。脾。　杨梅和。萱草和。根。　梨肺，寒。大肠、小肠、心。　西瓜寒。　甜瓜蒂胃，攻。甜瓜。　荸脐寒。　柿肺，寒。胃、大肠。柿霜。　柿蒂柿注。　菱寒。　槟榔通行，攻。　大腹皮脾，攻。肺。子。橄榄肺，和。核仁。　慈姑和。　吴茱萸肝，热。脾、大肠、奇经。　川椒肺，热。脾、命门。椒目。　胡椒热。　毕澄茄热。花椒通行，热。　茶寒。　孩儿茶寒。　白糖脾，补。肺、肝。冰糖。　沙糖白糖注。

菜 类

山药脾，补。肺。余零子。　甘薯脾，补。胃、肾。　百合肺，和。心。　生姜胃，散。肺。汁、皮。　煨姜脾，和。胃。干姜通行，热。脾。　炮姜通行，热。胃、肝、心。　韭菜肾，补。胃、脾。汁。　韭子肾，补。肝、命门。　葱白通行，散。
薤白大肠，和。三焦。　大蒜通行，热。　菠菜通行，和。　苋
菜寒。子。　马齿苋寒。子。　荠菜通行，和。肝。根、叶。
荠菜子和。花。　蓬蒿菜和。　蕹菜通行，寒。　白菜和。
黄芽菜白菜注。　油菜和。子、油。　紫菜和。　黄花菜和。
水芹寒。　旱芹寒。　龙须菜和。　莴苣通行，寒。子。　白
苣通行，寒。　石花菜三焦，寒。　茭白通行，寒。菰根。　南
瓜补。　白芥子肺，散。通行。芥菜、子。　丝瓜通行，寒。冬
瓜脾，寒。　冬瓜子冬瓜注。肝补。　黄瓜寒。　王瓜寒。
蔓菁子寒。根、叶。　菜瓜寒。　萝卜和。菜。　莱菔子攻。
葫芦和。　胡荽和。菜。　胡萝卜和。　香芋和。　芋艿和。
蒲公英胃，寒。肾。　茄子和。根。　败酱心包，寒。肾。
小茴香胃，和。肾。八角茴香。　蘑菇和。　香蕈和。　大茴
香命门，热。胃。　松蕈香蕈注。　土菌香蕈注。　鱼腥草寒。
木耳通行，寒。　地耳木耳注。　石耳木耳注。　蕨寒。　海
粉寒。　炊单布和。

谷　类

米仁胃，补。　麻仁脾，和。胃。　胡麻肝，补。肾。
芝麻胡麻注。　麻油胡麻注。　亚麻胡麻注。　小麦心，和。
浮麦、麸皮、面筋。　面通行，补。　小粉通行，寒。　大麦通
行，寒。面。　麦芽脾，攻。胃。　饴糖脾，补。肺。　荞麦
和。　野麦和。　穬麦和。　糯米脾，补。肺。　籼米脾，补。
胃。　粳米肺，补。米泔。　陈米胃，和。　米露胃，和。
谷芽胃，和。脾。　黍补。　稷补。　茵草米补。　小米补。

粱补。　葧草子补。　秫补。　稗补。　东墙子补。　菰米补。　高粱补。　玉蜀黍补。　穄子补。　粥补。　蓬草子补。　扁豆胃，补。脾、三焦。叶。　绿豆通行，寒。粉。　淡豆豉肺散。　白豆通行，和。叶。　豆腐白豆注。　赤小豆心，和。小肠。相思子。　豇豆肾，补。　黑豆肾，补。心。　马料豆黑豆注。皮。　蚕豆补。　黄豆和。油。　大豆黄卷胃，寒。　刀豆肾，补。　豌豆和。　黎豆和。　蒸饼胃，和。脾、三焦。米醋和。　罂粟壳肺，和。大肠、肾。御米。　鸦片罂粟壳注。建曲胃，和。脾。　面神曲胃，和。　红曲脾，攻。胃。　酱寒。　酒通行，和。烧酒。

金石类

金心，和。肝。　银心，和。肝。　自然铜和。　铜绿肝，和。　铁肝，和。铁屑、铁精、铁华。　针砂铁注。　铁绣铁注。铅肾，和。　古文钱和。　铅粉黄丹注。　黄丹心，寒。　云母肺，和。　石羔胃，寒。肺、三焦。　滑石膀胱，寒。肺、三焦。　紫石英奇经，和。肝。　磁石肾，补。肺。　浮石肺，寒。三焦。　白石英肺，和。　砒石攻。砒霜。　礜石攻。炉甘石胃，和。　礞石肝，攻。　消石攻。　阳起石命门，补。石燕和。　石蟹和。　凝水石寒。　朱砂心，寒。肝。　雄黄肝，攻。雌黄、熏黄。　花蕊石肝，攻。　水银攻。　银朱攻。元精石通行，寒。　芒硝大肠，攻。胃、三焦。　朴硝大肠，攻。胃、三焦。　元明粉大肠，攻。胃。　轻粉通行，攻。粉霜。石灰攻。古矿灰。　赤石脂大肠，和。小肠。　硼砂三焦，攻。硇砂攻。　禹余粮大肠，和。胃。　空青肝，寒。　煤炭和。

代赭石_肝，寒。心包。　胆矾_胆，和。　白矾_和。　石硫黄_大
_肠，热。命门。土硫黄。　绛矾_和。　密陀僧_和。　青盐_肾，
和。肝。　食盐_肾，和。肺、心。　无名异_和。　钟乳_胃，热。
灵砂_{通行}，和。

水　类

立春水_和。　小满水_和。　芒种_{水和}。　白露水_和。
梅雨水_和。　端午水_和。　神水_和。　寒露水_和。　冬至水
_和。　小寒水_和。　大赛水_和。　腊日水_和。　液雨水_和。
露水_{肺和}。　霜_和。　腊雪水_和。　冰_和。半天河_和。　潦
水_和。　东流水_和。　逆流水_和。　井水_和。　醴泉_和。
玉井水_和。　泉水_和。　温泉_和。　阿井水_和。　乳穴水_和。
海水_和。　地浆_和。　甘烂水_{脾和}。胃。　百沸汤_{通行}，和。
生熟汤_和。　齑水①_和。

火土类

桑柴火_和。　栎炭火_和。　烰炭火_和。　芦火_和。　竹
火_和。　灯火_和。　灯花_和。　黄土_和。　伏龙肝_和。　东
壁土_和。南壁土、西壁土。　百草霜_和。　釜脐墨_和。　梁上
尘_和。　墨_和。　碱_攻。

禽　类

燕窝_肺，补。胃。燕肉。　鸡肝_补。雄鸡冠血。　乌骨鸡_鸡

---

①　齑水：即黄齑菜水。黄齑菜，切碎后用盐腌制的咸菜。

注。肾。　　鸡蛋鸡注。蛋内皮、哺蛋壳。　　鸡肫皮小肠，和。膀胱。　　鸡屎白鸡注。　　鸭肺，补。肾。热血蛋。　　鹅和。血蛋。野鸭胃，补。　　斑鸠补。　　鸽和。蛋。左盘龙。　　鹊寒。雀肾，补。卵。　　白丁香和。　　禽石燕肾，补。　　雉鸡补。　　油鸭补。　　鹈鹕油通行，和。　　鸬鹚脾，补。　　白鹤血肺，补。夜明砂肝，攻。　　五灵脂肝，和。

兽 类

犀角胃，寒。肝、心。　　麝香通行，散。　　羚羊角肝，寒。肺、心。　　牛黄肝，寒。心。　　犀黄牛黄注。　　鹿肉通行，补。鹿茸命门，补。　　麋茸鹿茸注。　　阿胶肺，补。大肠、肝。　　鹿角肾，补。奇经。鹿筋、鹿胶。　　麋角鹿角注。　　牛皮胶补。牛肉脾，补。白水牛喉。　　牛筋肝，补。　　牛髓肾，补。奇经。羊肉通行，补。羊角、生羊血、羊胲。　　羊肝肝，补。胆。　　羊腰子肾，补。胫骨。　　羊肺肺，补。　　牛乳大肠，补。胃。乳酥。羊乳大肠，补。肺、胃、肾。　　猪肉肾，补。脑、腰子、蹄、蹄甲、尾血。　　猪肝肝，和。　　猪胆汁心，寒。肝、胆。　　猪肺肺，补。　　猪肚脾，补。胃。　　猪脊髓奇经，补。　　猪肠大肠，补。油。　　猪脬小肠，补。　　猪心血心，补。　　猪肤肾，寒。象皮和。　　象牙心，寒。肾。　　虎骨热。肉、肚、睛、爪。　　马肉寒。白马溺。　　驴肉补。驴溺。　　狗肉脾，补。肾。　　狗宝狗肉注。屎中骨、粟米。　　海狗肾肾，补。　　熊胆心，寒。肝。猪獾和。　　狗獾和。　　獭肝，和。肉。　　猫胞和。猫肉。　　刺猬皮胃，和。肉、脂、胆。　　兔屎寒。肉。　　兔肝肝，寒。鼹鼠矢和。鼠胆、肉。　　蝉退散。蚱蝉。　　虻虫通行，攻。肝。

䗪虫攻。　水蛭攻。　蟾蜍胃，寒。　蟾酥蟾蜍注。　僵蚕肺，和。胃、肝。蚕蛹。　蚕茧膀胱，和。　原蚕蛾肾，热。桑蚕通行，散。桑虫矢。　桑寄生肾，和。　原蚕砂和。　斑猫攻。　蜈蚣肝，攻。　九香虫脾，和。肾。　蜂蜜通行，和。蜂房攻。　田鸡补。　黄腊蜂蜜注。　白蜡和。　桑螵蛸肾，补。肝、命门。　蝎肝，攻。蝎梢。　五倍子肺，和。　百药煎五倍子注。三焦。　蜗牛寒。　蜒蚰蜗牛注。　白颈蚯蚓寒。蚯蚓泥。　蝼蛄攻。　蜣螂攻。　五谷虫寒。　鼠妇攻。蛴螬攻。　壁钱和。　绛纬红花注。　绯帛和。　五色帛绯帛注。　缲丝汤心，寒。

鱼　类

鲢鱼补。　草鱼补。　勒鱼补。　鲻鱼补。　鲥鱼补。青鱼补。胆。　鲤鱼补。胆、骨。　鲳鱼补。　鲫鱼补。　鳊鱼补。　乌鱼补。胆。　石首鱼补。　白鲞石首鱼注。　鱼鳔肾，补。　乌贼骨肝，和。肾。黑鱼甲。　银鱼补。　鲚鱼和。鲈鱼和。　鳜鱼和。　鲇鱼和。　黄颡鱼和。　金鱼和。比目鱼和。　河豚鱼和。　鳝鱼通行，补。　鳗补。　泥鳅补。　海蛇和。　海马肾，补。　海参肾，补。　海虾补。虾补。

鳞介类

龙骨心，和。大肠、肝、肾。　龙齿肝，和。心。　穿山甲通行，攻。胃、肝。　龟板肾，补。心、奇经。龟屎。　鳖甲肝，补。鳖肉。　石决明肝，寒。肺。　牡蛎肝，寒。肾。　蛤蚧

肺，补。肾。　瓦楞子和。　蛤粉肝，寒。肾。蛤蜊肉。　文蛤
蛤粉注。　江珧柱补。　蚌粉寒。蚌肉。　蚬粉寒。蚬肉。
西施舌补。　淡菜通行，补。　吐铁肝，补。肾。　蛴壳寒。
田螺寒。　螺蛳寒。壳。　海蛳寒。　蛏补。　蟹寒。爪。
蛇蜕攻。　蕲蛇通行，攻。　乌梢蛇通行，攻。　蚺蛇胆脾，
寒。肝。肉。　真珠心，寒。肝。

人 类

　　牙齿攻。　发肝，和。心、肾。　紫河车通行，补。膀胱。
脐带和。　指甲和。　人骨和。　人气通行，补。　人乳通
行，补。口津唾。和。　月水和。　金汁胃，寒。通行。　人中
黄胃，寒。通行。　童便肺，寒。　秋石肾，补。三焦。　人中
白寒。　裈裆和。　月经衣月水注。

同名附考

草　类

粉沙参

即土参，出江浙

救穷草

即黄精似玉竹者，俗呼玉竹黄精。又一种似白芨，俗呼白芨黄精，又呼山生姜

萎　蕤

即玉竹

野白术

俗呼天生术

定风草

即天麻茎，名赤箭

甜桔梗

即荠苨。一名空沙参，乃一类二种也

仙灵脾

一名淫羊藿

胡王使者

即羌活

山　漆

亦作三七，略似人参，俗呼参三七

野丈人

即白头翁，亦名胡王使者

枯　芩

黄芩之中空者，亦名片芩

条　芩

黄芩之中实者，亦名子芩

鹤　虱

即天名精子

兰　草

亦名大泽兰，俗呼省头草、兰泽草香草。盖兰草、泽兰一类二种也

芎　䓖

川产者佳，故称川芎

蓬莪茂

即莪术，一名蓬术，亦作蓬莪术

金盏银台

即王不留行。

莎草根

即香附。

青木香

即广木香。

缩砂密

即砂仁。

草　果

亦名草豆蔻。

肉豆蔻

一名肉果。

荜 茇

茇一作拔

假 苏

即荆芥。

补骨脂

一名破故纸。

薄 苛

一作薄荷。

龙脑薄荷

一名鸡苏，亦名水苏。

红豆蔻

即良姜子。

唻唻草

一名白米饭草，亦名糯米饭草。

红蓝花

即红花。

扁 竹

一名萹蓄。

瞿 麦

俗呼其花为洛阳花。

黄花果

即佛耳草，一名鼠曲草。

鳢 肠

即旱莲草，一名金陵草。

女　菀

即紫菀之白者。

草决明

一名青葙子，野鸡冠子也。

茺　蔚

即益母草。

棉　花

即木棉。

乌　头

即附子之母，附生者为附子，细长者为天雄，连生者为侧子，尖名乌附尖。

乌　喙

即草乌头。

虎　掌

即南星，为末入牛胆名胆星。

黑　丑

即牵牛子之黑者。

大力子

即牛旁子，一名鼠粘子，又名恶实。

白鹤仙

即玉簪。

地　松

即天名精，一名活鹿草，又名虾蟆蓝。

杜牛膝

即天名精根。

乌　翣①

一名射干，又名乌扇。

贯　众

一作管仲。

千金子

即续随子

重楼金线

一名蚤休。

生　军

即大黄之生用者，如制熟名制军。大黄极寒，硫黄极热，故并号将军。

凌霄花

即紫葳花。

蜀　黍

即常山茎叶。

急性子

即凤仙子，其花亦名金凤花。

野天门冬

即百部。

过山龙

即茜草。

忍冬藤

即银花藤叶。

---

① 翣（shà 厦）：古代帝王仪仗中的大掌扇。

金银花

亦呼银花。

土青木香

即马兜铃根。

栝　楼

俗作瓜蒌。

花　粉

即瓜蒌根。

交　藤

即何首乌赤者，外科称为疮帚。

木　通

古称通草。

通　草

古称通脱木。

番莱菔子

即胡卢巴。

骨碎补

即猴姜，俗称申姜。

旋　花

即旋葍，亦名鼓子花。其花不作瓣状，如军中所吹鼓子故名，千叶者似牡丹，俗呼缠枝牡丹。

金沸草

一名旋复花。

木　斛

即石斛之味苦者。

芣 苢①

即车前子。

慎火草

一名景天，俗呼火焰草。

血见愁

一名地锦，俗称血竭，又名酱瓣草。

蜀葵子

即冬葵子。

仙遗粮

即土茯苓，俗呼冷饭团。

卷 耳

即苍耳子，一名菓耳，又名羊负来。

千年蒀②

一名万年青。

过冬青

一名雪里青。

青木香藤

一名天仙藤。

闹羊花子

一名土连翘。

金灯笼

即山慈姑，又名毛姑。

---

① 芣（fú 福）苢：又作"芣苡"。《尔雅·释草》："芣苢，马舄。马舄，车前。"

② 蒀（yūn 晕）：一种性喜暖热天气的草本植物，特指万年青。

营　实

即蔷薇子。

月季花

一名月月红。

凤尾草

一名金星草，又名七星草。

相思草

即烟。

木　类

沥　青

即松香，一名松脂。

木犀花

即桂花。

夜　合

即合欢皮。

文武实

即桑葚。

冬　青

女贞子与冬青古分二种，实一物也。

熏陆香

即乳香。

龙脑香

即冰片。

麒麟竭

即血竭。

白胶香

一名枫香脂。

鸡舌香

即丁香之雌者，亦名母丁香。雄者名公丁香。

安息香

安息国名也。

紫金藤

即降香。

苏合香

即苏合油。

槐　角

即槐实。

诃黎勒

即诃子。

刚　子

即巴豆。

杉　材

即杉木。

凿子木

即柞木。

无食子

一名没石子。

木笔花

即辛夷，一名迎春花。

皂　荚

即皂角。

苏方木

即苏木。

天精草

即地骨皮之叶。

谷　实

即楮实。

白　桵①

即蕤仁。

猫儿刺

即老鼠刺，一名八角茶，又名狗骨。

南天烛

一名南烛，即杨桐也。

金铃子

即川楝子。

赤柽柳

一名西河柳。

黄松节

即茯神心中木。

香椿根皮

即椿皮。

臭椿皮

即樗根皮。

臭橘叶

一作枸橘。

果 类

益 智

即龙眼肉，俗名桂圆。

棠球子

即山查。

橘 皮

即广皮橘之青者，名青皮广皮。去白名橘红，陈者名陈皮。

香 栾

即香团，柚之属也。小者为蜜筒，大者为朱栾，最大者为香栾。

香 橼

即佛手柑，古作枸橼。

银 杏

即白果。

鸡头子

一名芡实。

木　蜜

即枳椇子，俗名鸡距子，亦名木饧。

藕　实

即莲子。

林　檎

即花红。

鹿　葱

即萱草，亦作谖草，又名宜男草、忘忧草。

瓜　丁

即甜瓜蒂，一名苦丁香。甜瓜即俗呼熟瓜者是。

乌　芋

即荸荠，亦名地栗。

芰　实

即菱，亦名菱角。

大腹槟榔

即大腹皮子。

蜀　椒

即川椒，去壳名椒红。

秦　椒

俗称花椒。

毕澄茄

即胡椒之大者，乃一类二种也。

茶

古名茗，苦荼即腊茶。

菜 类

薯蓣

即山药结藤上者，名零余子。

山 薯

即甘薯。

黑 姜

即炮姜。

䪥 子①

即薤白。

葫

即大蒜。

蒫 实②

即荠菜子，亦名薪蓂子。

同 蒿

即蓬蒿菜。

莙荙菜

即忝菜。

菘 菜

即白菜。

芸 苔

即油菜。

---

① 䪥（jiào 叫）子：又名薤头，即百合科"薤"。
② 蒫（cuó）实：《尔雅·释草》："蒫，荠实"，即荠菜籽。

紫　英

即紫菜。

黄瓜菜

即黄花菜。

石　发

一名龙须菜。

莴　苣

即莴苣笋。

生　菜

亦名白苣。

鸡脚菜

即石花菜。

菰　笋

即茭白，一名茭笋，亦名菰菜。根名菰根，实名彫
胡米。

天　罗

即丝瓜，一名蛮瓜。

白　瓜

即冬瓜。

胡　瓜

即黄瓜。

王　瓜

即土瓜根，非黄瓜也。

诸葛菜

一名蔓菁子，即芜菁。

越　瓜

即菜瓜，亦名梢瓜。

萝卜子

一作莱菔子。

匏　瓜

即葫芦，一作壶卢。

落　苏

即茄子。

莳　萝

即小茴香。

舶茴香

即八角茴香。

蘹　香

即大茴香。

地　蕈

一名土菌。

蕺①

一名鱼腥草。

谷　类

薏苡仁

即米仁。

---

① 蕺（jí 极）：蕺菜，叶似荞麦，生湿地，又名鱼腥草。

火 麻

即麻仁，一名黄麻。

巨胜子

胡麻之八棱者是也。

壁虱胡麻

一名亚麻。

小 粉

小麦澄出粉也。

胶 饴

即饴糖。

雀 麦

即野麦。

稻

即糯米。

占 米

即籼米。

米 沉

即米泔。

黍

稷之黏者为黍。

稷

黍之不黏者为稷。

粟

即小米，粱之小者是也。

粱

粟之大者为粱。

自然谷

一名蒒草子，亦名禹余粮。

守 气

一名菌草米。

黄 米

一名秫，即粟粱之粘者。

茭 米

一名菰米。

蜀 黍

即高粱，一名芦稷，俗名蜀秫，又名芦粟。

玉高粱

一名玉蜀黍。

龙爪粟

一名穇子，又名鸭爪粟。

饭 豆

一名白豆。

黑 豆

小者名马料豆。

赤小豆

紧小黯赤者入药。稍大而鲜红者不治病。米红、米黑者是相思子，亦名红豆。

豆 蘖

即大豆黄卷。

狸　豆

一作黎豆。

苦　酒

即米醋，古名醯。

御米壳

即罂粟壳，其花名丽春花。

阿芙蓉

即鸦片，一名阿片，罂粟花之精液也。

金石类

铜　青

即铜绿。

铁　落

即铁屑煅时砧上打落者是也。又如尘飞起者名铁精盐，醋浸出者名铁华，器物生衣者名铁锈，作针家细末名针砂。

水　粉

即铅粉，亦名宫粉，又名胡粉、锡粉、定粉、瓦粉、白粉。

铅　丹

即黄丹，系黑铅炼成。

吸铁石

一名磁石。

海　石

一名浮石。

信 石

即砒石，生者名砒黄，炼者名砒霜，锡之苗也。

焰 硝

一名硝石，亦名火硝。

寒水石

一名凝水石，盐精结成。

按：古方所用寒水石即凝水石，唐末诸方所用寒水石即石羔也。

花乳石

即花蕊石。

箭镞砂

即朱砂，亦名辰砂。

雄 黄

生山之阳者名雄黄，生山之阴者名雌黄，劣者名薰黄。

芒硝 朴硝

刮卤煎炼在底者名为朴硝，即皮硝；在上者为芒硝，亦名盆硝；有牙者名马牙硝；风化者名风化硝。

地龙骨

即古矿灰。

石 炭

即煤炭。

石 胆

即胆矾，产铜坑中，铜之精液也。

白 矾

用火升者为矾精，再以醋化者为矾华。

青　矾

一名绿矾，亦名皂矾，煅赤者名绛矾。

戎　盐

一名青盐。

鹅　管

即钟乳。

水　类

霉雨水

即梅雨水。

药雨水

即液雨水。

上池水

一名半天河。

井　水

平旦新汲者名井华水。

甘　泉

一名醴泉。

温　汤

即温泉。庐山是硫磺泉，新安黄山是朱砂泉，长安骊山是礜石泉。又出砒石处亦有温泉。

土　浆

即地浆。掘黄土地作坎深三尺，以新汲水沃入搅浊，少顷取清者用。

劳 水

一名甘烂水，又名扬泛水。用流水二斗置大盆中，以
杓高揭之千万遍，有沸珠相逐乃取用。

太和汤

即百沸汤，一名麻沸汤。

阴阳水

即生热汤，用新汲水、百沸汤对合和匀。

土 类

百草霜

即灶突上烟煤。

釜 煤

一名釜脐墨，亦名釜底墨。

乌龙尾

一名梁上尘，即倒挂尘。

禽 类

燕 蔬

即燕窝。

鸡内金

即鸡肫皮，一名䏢胵。

鸡矢醴

即鸡屎白，惟雄鸡屎乃有白。

鹜

即鸭。

凫

即野鸭。

鹁　鸽

即鸽。

鸽　屎

一名左盘龙。

雀

老而斑者为麻雀，小而黄口者为黄雀。

雀　矢

一名白丁香。

土　燕

一名禽石燕，似蝙蝠而口方，食石乳汁。

野　鸡

即雉鸡。

䴙　䴘①

一名油鸭，又名刁鸭。

鹅　油

一名鹈鹕油。

天鼠矢

一名夜明砂，蝙蝠矢也，砂皆蚊眼

兽　类

当门子
即麝香。

---

① 䴙䴘（pì tī 辟梯）：体形似鸭而小，脚近尾端，翼短小不善飞行，俗名油鸭。

牛　黄

犀牛之黄，称犀黄。活牛吐黄时收得者为生黄，杀后角中得者名角黄，心中得者名心黄，肝胆中得者名肝胆黄。成块、成粒均不及生者，如非犀牛，功力远逊。

斑　龙

鹿之别名。

黄明胶

即牛皮胶。

狗

道家以狗为地厌，雁为天厌，鱼鸟为水厌，皆不宜食。

温肭脐

即海狗肾。

貒

即猪獾。

天　狗

即狗獾。

刺猬皮

古作汇，俗名刺血。

明月砂

即兔屎。

虫　类

蝉　蜕

蜕俗作退。

蚊虫

即虻虫，一名蜚虫。

地鳖虫

即䗪虫。

马蟥

一名水蛭。

癞虾蟆

一名蟾蜍，眉间白汁名蟾酥。

桑虫

即桑蚕，古名桑蠹，又名桑蝎。

斑蝥

一作斑猫。食芫花者为芫青，春生；食葛花者为葛上亭，长夏生；食豆花者为斑蝥，秋生；至冬入地则为地胆。乃一物而四时变化者。

即蛆

即蜈蚣。

黑兜虫

一名九香虫。

蛙

即田鸡。

白蜡

虫食冬青树汁化为白脂，溶煮而成者。唐宋以前所用皆蜜白蜡，自元以来始用虫白蜡。

蝎

全用谓之全蝎，尾名蝎稍。

文　蛤

一名五倍子，虫食盐肤木汁遗种于桑间者，故功与盐肤子叶相同，造酿作饼名百药煎。

蜗　牛

蜒蚰之负壳而行者，无壳名蜒蚰。

六一泥

一名蚯蚓泥，即蚯蚓屎也。

推　丸

一名蜣螂，大者名胡蜣螂。

粪　蛆

一名五谷虫。

地　鸡

一名鼠妇，亦名湿生虫，常着鼠背故又名鼠负。

蟢子窠

一名壁钱。

鱼　类

鳙　鱼

即鲢鱼。

鲩　鱼

即草鱼。

鲂　鱼

即鳊鱼。

鳢　鱼

一名乌鱼，即七星鱼，俗呼乌鳢鱼。

江　鱼

一名石首鱼，又名黄花鱼。

海螵蛸

一名乌贼骨，亦作乌鲗骨，其鱼亦名墨鱼。

鲙残鱼

或谓即纸鱼。

蓟花鱼

本名鳜鱼。

箬　鱼

一名比目鱼。

鳅　鱼

即泥鳅。

刺　参

一名海参。

鳞介类

鲮　鲤

一名穿山甲。

蛤　蚧

雄为蛤，雌为蚧。

魁　蛤

一名瓦楞子，又名瓦屋子，俗呼蚶子。

车　蛤

一名西施舌。

麦 螺

即吐铁，亦名梅螺。

玡琜

即蛳壳，一名海镜，一名海月，又名蛎镜，俗呼明瓦。

蜗 蠃

即螺蛳。

文 蛤

蛤蛳之属，五倍子亦名文蛤，取其形似尔。

白花蛇

即蕲蛇。

人 类

血 余

即发。

人 胞

一名紫河车，一名混沌皮，又混沌衣。

坎 气

即脐带，一名命蒂。

红 铅

即月水，亦名月经、月信，又名天癸。

粪 清

一名金汁。

还元水

即童便。饮自己溺，名回轮酒。

秋 冰

秋石之再升者。

溺白垽①

即人中白。

---

① 溺白垽（yìn 印）：为凝结在尿桶或尿缸中的灰白色无晶形之薄片或块片，洗净干燥而成。垽，沉淀物，渣滓。

总 书 目

医　经

内经博议

内经精要

医经津渡

灵枢提要

素问提要

素灵微蕴

难经直解

内经评文灵枢

内经评文素问

内经素问校证

灵素节要浅注

素问灵枢类纂约注

清儒《内经》校记五种

勿听子俗解八十一难经

黄帝内经素问详注直讲全集

基础理论

运气商

运气易览

医学寻源

医学阶梯

医学辨正

病机纂要

脏腑性鉴

校注病机赋

内经运气病释

松菊堂医学溯源

脏腑证治图说人镜经

脏腑图书症治要言合璧

伤寒金匮

伤寒大白

伤寒分经

伤寒正宗

伤寒寻源

伤寒折衷

伤寒经注

伤寒指归

伤寒指掌

伤寒选录

伤寒绪论

伤寒源流

伤寒撮要

伤寒缵论

医宗承启

伤寒正医录

伤寒全生集

伤寒论证辨

伤寒论纲目

伤寒论直解

伤寒论类方

I

伤寒论特解

伤寒论集注（徐赤）

伤寒论集注（熊寿试）

伤寒微旨论

伤寒溯源集

伤寒启蒙集稿

伤寒尚论辨似

伤寒兼证析义

张卿子伤寒论

金匮要略正义

金匮要略直解

高注金匮要略

伤寒论大方图解

伤寒论辨证广注

伤寒活人指掌图

张仲景金匮要略

伤寒六书纂要辨疑

伤寒六经辨证治法

伤寒类书活人总括

订正仲景伤寒论释义

张仲景伤寒原文点精

伤寒活人指掌补注辨疑

诊　　法

脉微

玉函经

外诊法

舌鉴辨正

医学辑要

脉义简摩

脉诀汇辨

脉经直指

脉理正义

脉理存真

脉理宗经

脉镜须知

察病指南

崔真人脉诀

四诊脉鉴大全

删注脉诀规正

图注脉诀辨真

脉诀刊误集解

重订诊家直诀

人元脉影归指图说

脉诀指掌病式图说

脉学注释汇参证治

针灸推拿

针灸全生

针灸逢源

备急灸法

神灸经纶

推拿广意

传悟灵济录

小儿推拿秘诀

太乙神针心法

针灸素难要旨

杨敬斋针灸全书

本　草

药鉴

药镜

本草汇

本草便

法古录

食品集

上医本草

山居本草

长沙药解

本经经释

本经疏证

本草分经

本草正义

本草汇笺

本草汇纂

本草发明

本草发挥

本草约言

本草求原

本草明览

本草详节

本草洞诠

本草真诠

本草通玄

本草集要

本草辑要

本草纂要

识病捷法

药性纂要

药品化义

药理近考

食物本草

见心斋药录

分类草药性

本经序疏要

本经续疏证

本草经解要

青囊药性赋

分部本草妙用

本草二十四品

本草经疏辑要

本草乘雅半偈

生草药性备要

芷园臆草题药

新刻食鉴本草

类经证治本草

神农本草经赞

神农本经会通

神农本经校注

药性分类主治

艺林汇考饮食篇

本草纲目易知录

汤液本草经雅正

新刊药性要略大全

淑景堂改订注释寒热温平药性赋

方　书

医便

卫生编

袖珍方

仁术便览

古方汇精

圣济总录

众妙仙方

李氏医鉴

医方丛话

医方约说

医方便览

乾坤生意

悬袖便方

救急易方

程氏释方

集古良方

摄生总论

辨症良方

活人心法（朱权）

卫生家宝方

寿世简便集

医方大成论

医方考绳愆

鸡峰普济方

饲鹤亭集方

临症经验方

思济堂方书

济世碎金方

揣摩有得集

瓯斋急应奇方

乾坤生意秘韫

简易普济良方

内外验方秘传

名方类证医书大全

新编南北经验医方大成

临证综合

医级

医悟

丹台玉案

玉机辨症

古今医诗

本草权度

弄丸心法

医林绳墨

医学碎金

医学粹精

医宗备要

医宗宝镜

医宗撮精

医经小学

医垒元戎

医家四要

证治要义

松厓医径

扁鹊心书

素仙简要

慎斋遗书

折肱漫录

丹溪心法附余

IV

方氏脉症正宗

世医通变要法

医林绳墨大全

医林纂要探源

普济内外全书

医方一盘珠全集

医林口谱六法秘书

温 病

伤暑论

温证指归

瘟疫发源

医寄伏阴论

温热论笺正

温热病指南集

寒瘟条辨摘要

内 科

医镜

内科摘录

证因通考

解围元薮

燥气总论

医法征验录

医略十三篇

琅嬛青囊要

医林类证集要

林氏活人录汇编

罗太无口授三法

芷园素社痎疟论疏

女 科

广生编

仁寿镜

树蕙编

女科指掌

女科撮要

广嗣全诀

广嗣要语

广嗣须知

宁坤秘籍

孕育玄机

妇科玉尺

妇科百辨

妇科良方

妇科备考

妇科宝案

妇科指归

求嗣指源

坤元是保

坤中之要

祈嗣真诠

种子心法

济阴近编

济阴宝筏

秘传女科

秘珍济阴

女科万金方

彤园妇人科

女科百效全书

叶氏女科证治

妇科秘兰全书

宋氏女科撮要

茅氏女科秘方

节斋公胎产医案

秘传内府经验女科

外科百效全书

外科活人定本

外科秘授著要

疮疡经验全书

外科心法真验指掌

片石居疡科治法辑要

儿　科

婴儿论

幼科折衷

幼科指归

全幼心鉴

保婴全方

保婴撮要

活幼口议

活幼心书

小儿病源方论

幼科医学指南

痘疹活幼心法

新刻幼科百效全书

补要袖珍小儿方论

儿科推拿摘要辨症指南

外　科

大河外科

外科真诠

枕藏外科

外科明隐集

外科集验方

外证医案汇编

伤　科

伤科方书

接骨全书

跌打大全

全身骨图考正

眼　科

目经大成

目科捷径

眼科启明

眼科要旨

眼科阐微

眼科集成

眼科纂要

银海指南

明目神验方

银海精微补

医理折衷目科

证治准绳眼科

鸿飞集论眼科

眼科开光易简秘本

眼科正宗原机启微

咽喉口齿

咽喉论

咽喉秘集

喉科心法

喉科杓指

喉科枕秘

喉科秘钥

咽喉经验秘传

养　生

易筋经

山居四要

寿世新编

厚生训纂

修龄要指

香奁润色

养生四要

养生类纂

神仙服饵

尊生要旨

黄庭内景五脏六腑补泻图

医案医话医论

纪恩录

胃气论

北行日记

李翁医记

两都医案

医案梦记

医源经旨

沈氏医案

易氏医按

高氏医案

温氏医案

鲁峰医案

赖氏脉案

瞻山医案

旧德堂医案

医论三十篇

医学穷源集

吴门治验录

沈芊绿医案

诊余举隅录

得心集医案

程原仲医案

心太平轩医案

东皋草堂医案

冰壑老人医案

芷园臆草存案

陆氏三世医验

罗谦甫治验案

周慎斋医案稿

临证医案笔记

丁授堂先生医案

张梦庐先生医案

养性轩临证医案

养新堂医论读本

祝茹穹先生医印

谦益斋外科医案

太医局诸科程文格

古今医家经论汇编

莲斋医意立斋案疏

医　史

医学读书志

医学读书附志

综　合

元汇医镜

平法寓言

寿芝医略

杏苑生春

医林正印

医法青篇

医学五则

医学汇函

医学集成

医经允中

医钞类编

证治合参

宝命真诠

活人心法（刘以仁）

家藏蒙筌

心印绀珠经

雪潭居医约

嵩厓尊生书

医书汇参辑成

罗氏会约医镜

罗浩医书二种

景岳全书发挥

新刊医学集成

寿身小补家藏

胡文焕医书三种

铁如意轩医书四种

脉药联珠药性食物考

汉阳叶氏丛刻医集二种